中医儿科求索

主编 ● 段晓东　梁宁

郑州大学出版社

图书在版编目(CIP)数据

中医儿科求索 / 段晓东,梁宁主编. -- 郑州:郑州大学出版社,2025.8. -- ISBN 978-7-5773-1194-4

Ⅰ.R272

中国国家版本馆 CIP 数据核字第 202523Y4R5 号

中医儿科求索
ZHONGYI ERKE QIUSUO

策划编辑	李龙传	封面设计	曾耀东
责任编辑	白晓晓	版式设计	曾耀东
责任校对	董 珊	责任监制	朱亚君

出版发行	郑州大学出版社	地 址	河南省郑州市高新技术开发区
经 销	全国新华书店		长椿路 11 号(450001)
发行电话	0371-66966070	网 址	http://www.zzup.cn
印 刷	河北虎彩印刷有限公司		
开 本	710 mm×1 010 mm 1/16		
印 张	13.75	字 数	234 千字
版 次	2025 年 8 月第 1 版	印 次	2025 年 8 月第 1 次印刷
书 号	ISBN 978-7-5773-1194-4	定 价	128.00 元

本书如有印装质量问题,请与本社联系调换。

《中医儿科求索》编委会

主　编　段晓东　梁　宁

副主编　张美玲　陆　腾　焦建伟

编　委（按姓氏笔画排序）
　　　　　曲瑞雪　张浩楠　赵爽晓
　　　　　董蕙欣　韩慧敏

前　言

中医儿科学作为中国传统医学的重要组成部分,承载着数千年的临床智慧与经验。从《黄帝内经》到《小儿药证直诀》,先贤们以"稚阴稚阳"理论为核心,构建了独特的儿科诊疗体系。然而,在现代医学快速发展的今天,如何传承经典、守正创新,成为中医儿科学面临的重大课题。本书正是基于这一背景,以"求实、求效、求新"为宗旨,系统梳理中医儿科学的理论体系,结合临床实践,提炼出具有中医特色的诊疗方案与经典名方,旨在为临床工作者、研究者及中医爱好者提供一部兼具学术性与实用性的参考著作。本书主要内容如下。

(一)中医儿科学临证基础

本书深入剖析小儿"脏腑娇嫩,形气未充""脾常不足""肺为娇脏"的生理特点,以及"易虚易实,易寒易热"的病理特征;详解望闻问切四诊在儿科疾病诊治中的应用技巧,强调"指纹诊""目诊"等特色诊法,为临床辨证提供理论支撑和经验参考。

(二)中医儿科优势病种诊疗方案

本书选取小儿常见病、多发病,结合中医辨证分型,提出标准化诊疗路径,以及辨证分型与治疗方案,突出中医"未病先防"理念。整合针灸、推拿等非药物疗法,形成多元治疗路径。

(三)中医儿科临证病案

通过典型儿科病案(如感冒、发热、疳积、小儿泄泻、遗尿、多动障碍等)辨证分型,展示中医思维在儿科疾病中的应用,突出"整体观念"与"辨证论治"的优势;涵盖疑难杂症(如抽动障碍、孤独症、反复呼吸道感染等),展现中医"同病异治"的灵活性。

(四)中医儿科经典名方

系统整理历代儿科名方(如异功散、泻黄散、白术散等),详解其配伍原理与临床加减化裁。

  本书的编写源于临床实践中的困惑与思考。我们希望通过整理历代医家经验,结合现代研究成果,为中医儿科学的传承与发展尽绵薄之力。感谢所有参与本书编写的同仁,以及为中医儿科学事业默默奉献的前辈们。

  中医儿科学的未来,既需扎根于经典,又需拥抱创新。愿本书能为读者打开一扇窗,使读者窥见中医儿科学的博大精深,并在实践中不断求索、精进。

段晓东 梁 宁

2025 年 6 月

目 录

第一章　中医儿科学概述 ········· 001
第一节　中医儿科学的概念 ········· 001
第二节　中医儿科学的源流和发展 ········· 003
第三节　中医儿科病证特点与诊疗专长 ········· 012
第四节　中医儿科学的发展趋势 ········· 016

第二章　中医儿科理论学说 ········· 021
第一节　体质学说 ········· 022
第二节　纯阳学说 ········· 026
第三节　稚阴稚阳学说 ········· 028
第四节　少阳学说 ········· 029
第五节　变蒸学说 ········· 031
第六节　三有余四不足学说 ········· 033
第七节　五脏辨证学说 ········· 035
第八节　温补学说 ········· 036
第九节　折衷学说 ········· 038
第十节　脾胃学说 ········· 039

第三章　中医儿科临证基础 ········· 046
第一节　小儿生理、病理、病因特点 ········· 046
第二节　中医儿科诊法概要 ········· 053
第三节　中医儿科辨证概要 ········· 070

第四节　中医儿科治法概要 …………………………………… 074

第四章　中医儿科优势病种临床诊疗方案 …………………… 086

　第一节　小儿紫癜（过敏性紫癜）……………………………… 086

　第二节　肺炎喘嗽（肺炎）……………………………………… 090

　第三节　小儿反复呼吸道感染 ………………………………… 095

　第四节　小儿哮喘（支气管哮喘）……………………………… 098

　第五节　小儿泄泻 ……………………………………………… 103

　第六节　五迟、五软、五硬（脑性瘫痪）……………………… 109

　第七节　小儿肌性斜颈 ………………………………………… 117

　第八节　手足口病（重型）……………………………………… 121

　第九节　儿童病毒性心肌炎 …………………………………… 125

　第十节　儿童紫癜性肾炎 ……………………………………… 131

　第十一节　小儿腹痛（小儿肠系膜淋巴结炎）………………… 138

　第十二节　小儿急乳蛾（小儿急性扁桃体炎）………………… 144

　第十三节　小儿神经性尿频 …………………………………… 147

　第十四节　水肿病（小儿原发性肾病综合征）………………… 151

第五章　中医儿科病例举隅 …………………………………… 158

　第一节　感冒 …………………………………………………… 158

　第二节　咳嗽 …………………………………………………… 161

　第三节　肺炎喘嗽 ……………………………………………… 165

　第四节　咽痛 …………………………………………………… 166

　第五节　便秘 …………………………………………………… 167

　第六节　泄泻 …………………………………………………… 169

　第七节　积滞 …………………………………………………… 170

　第八节　厌食 …………………………………………………… 171

第九节	贫血	174
第十节	注意缺陷多动障碍	174
第十一节	抽动障碍	175
第十二节	尿频	177
第十三节	遗尿	177
第十四节	尿浊	178
第十五节	皮疹	179
第十六节	发热	180
第十七节	头痛	185
第十八节	变应性鼻炎	186
第十九节	虚劳	187

第六章　中医儿科古代经典名方　189

第一节	异功散	189
第二节	泻黄散	191
第三节	白术散	193
第四节	消乳丸	195
第五节	苏葶丸	197
第六节	人参五味子汤	198
第七节	清宁散	200
第八节	泻白散	202
第九节	甘露饮	203
第十节	当归六黄汤	206

参考文献　208

第一章
中医儿科学概述

第一节　中医儿科学的概念

中医儿科学是指"以中医药学理论体系为指导,以中医药防治方法为手段,研究小儿生长发育、预防保健和疾病诊治"的一门临床医学学科。其在科学知识体系层面的内涵是指针对小儿生长发育阶段,在生理病理、辨证论治、预防保健等方面,以其自身特点所构成的中医儿科学体系,即中医儿科学基础理论体系和中医儿科学临床体系。其中中医儿科临床医学体系又分出中医儿内科学、中医儿外科学等;中医儿内科学又分为小儿肺系病证、小儿心系病证等,标志着中医儿科学知识更加系统化、体系化。

中医儿科学的产生标志着中医儿科学已形成了有着确定性内容的相对独立的知识体系,它是不断发展的一种医学形态。从这个层面来认识中医儿科学,那么中医儿科学中所包含的诸如由"稚阴稚阳""纯阳"等构成的中医小儿生理病理学,由"望指纹"等构成的中医小儿诊断学,由小儿体质特点及发病特点所决定的中医小儿中药学、方剂学,以及中医小儿临床内科、外科、五官科、皮肤科等各科丰富的知识内容,构成了中医儿科学广泛的外延。

现代科学技术的进步促进了医学领域内各学科的高度专业分化,即向三级学科方向发展。中医儿科学在发展过程中,逐渐形成了自己的三级学科分化,但仍处于雏形阶段。中医儿外科等中医儿科学的三级学科尚未从中医外科、中医五官科等学科中分化出来。中医儿科学的发展过程中关于中医儿外科等方面的古代文献浩如烟海,诸多儿科医家在小儿各科中成就显著,总结了丰富的临床诊疗经验和中医理论,从理论体系上具备了中医儿科三级学科分化的基础。但是目前我们对中医儿科学除内科以外的学科资源挖掘仍很不深入,众多理论经验没有充分地应用于临床和教学当中,全国中医儿科界无论从教学内容设置、医院科室设置等方面都尚未形成系统的中医儿外科、中医儿皮肤科等的三级分化。目前从三级学科分化角度认识中医儿科学的内涵,实际上是中医儿内科学,包括小儿的生理病理、辨证论治、预防保健及小儿内科疾病的诊断及治疗等内容。相对于中医儿内科学的内涵来说,其外延包括中医小儿生理病理学、中医小儿诊断学、中医小儿中药与方剂学、中医小儿预防保健学及中医小儿内科各系统疾病临床治疗学等内容。

关于中医儿内科的下一级学科分化,目前各版中医儿科学教材、国家标准及行业标准的分类尚未统一,中医儿内科疾病分类较繁杂,有新生儿病、儿科急症、肺系病证、肾系病证、肾与膀胱病证、脾系病证、脾胃系病证、心系病证、肝系病证、心肝病证、脑系病证、传染病、寄生虫病、热病、时行疾病、中毒及其他疾病、症状性名称、气血津液病、经络肢体病等诸多分类。中医学对疾病的分类应当与中医学的理论体系相联系,以中医的辨证论治为基础,以疾病发生的病因病机及疾病的病变脏腑为纲领来进行划分。中医辨证有八纲辨证、脏腑辨证、六经辨证及气血津液辨证等诸多辨证体系,目前对儿内科疾病多以脏腑辨证为主。

因此,我们认为以脏腑辨证分类,同时兼顾中医儿科学自身的生理病理及发病特点,将中医儿内科病证分为新生儿病、小儿肺系病证、小儿肾系病证、小儿脾系病证、小儿心系病证、小儿肝系病证、小儿脑系病证、寄生虫病、时行疾病、中毒及其他疾病更为合理。

中医儿科学的内涵和外延是在长期的抽象思维过程中逐渐明确的,而且是相互制约的。内涵的意义进展一步,对外延的划分也就明确一步。同样,对外延的明确也会促进对内涵的规定。科学界定中医儿科学的内涵和外延,深入挖掘中医儿科资源,促进中医儿科学的学科分化,加强中医儿科学的三级学科建设,将大力促进中医儿科学的学术发展及学术水平的提高。

第二节　中医儿科学的源流和发展

中医儿科学起源于中华民族的优秀传统文化,是中医学的一个重要组成部分,也是随着整个中医学的发展而不断发展起来的,荟萃了中华民族数千年来养育小儿和防治疾病的丰富经验,具有自己独特的理论和临床实践体系,为中华民族的繁衍昌盛做出了卓越的贡献。

一、中医儿科学的萌芽期(远古—南北朝)

中国儿科学源远流长。远古时期原始社会生产力低下,考古发掘出的"北京人"平均年龄只有14岁。所以说,中华民族早期的医学积累多数就属于儿科学的范畴。在出土的4 000年前商代殷墟甲骨文中记载了20余种病名,其中涉及儿科的有"龋"(龋齿)、"蛊"(寄生虫病),直接记载小儿疾病的有"贞子疾首",是指商王武丁之子头部生病。我国古代史书最早明确记载的"小儿医"是春秋战国时期的扁鹊。《史记·扁鹊仓公列传》曰:"扁鹊名闻天下……来入咸阳,闻秦人爱小儿,即为小儿医。"记载了春秋战国时期名医扁鹊为"小儿医"的经历,他以针刺三阳五会(百会)穴治疗虢国太子"尸厥",是儿科急症医学的早期记载。从秦到两汉时期,儿科已经有了最早的医案记载,如西汉名医淳于意(仓公)曾以"下气汤"治婴儿"气鬲病",东汉名医华佗曾以"四物女宛丸"治2岁小儿"下利病"。在我国现存最早的医学专著《五十二病方》中有"婴儿病痫""婴儿瘛"的记述。尤其值得提出的是,战国时期著名思想家孟子在《孟子·梁惠王上》中所说"幼吾幼以及人之幼",成为中华民族"爱幼"传统道德观的经典论述。

《黄帝内经》建立的中医学体系不仅有效指导了中医儿科学,而且书中有不少关于小儿生理和儿科疾病的病因、病理、诊法、预后和针刺疗法等论述。《灵枢·经脉》对人体生命孕育和形成过程的描述是"人始生,先成精,精成而脑髓生,骨为干,脉为营,筋为刚,肉为墙,皮肤坚而毛发长,谷入于胃,脉道以通,血气乃行。"《素问·上古天真论》载有对小儿生长发育过程的描述:"女子七岁,肾气盛,齿更发长;二七而天癸至,任脉通,太冲脉盛,月事以时下,故有子……丈夫八岁,肾气实,发长齿更;二八肾气盛,天癸至,精气溢泻,阴阳和,故能有子。"《灵枢·逆顺肥瘦》指出婴儿的生理特点是"肉脆,血少,气弱"。《黄帝内经》中还有不少关于儿科疾病诊断、治疗及预后的记载。如《素问·通评虚实论》说:"乳子而病热,脉悬小者何如?岐伯曰:手足温则生,寒则死。"《灵枢·逆顺肥瘦》说:"黄帝曰:刺婴儿奈何……刺此者,以毫针浅刺而疾拔针,日再可也。"这些经典论述,成为后世儿科学起源的渊薮。

东汉末年,张仲景著《伤寒杂病论》,以六经辨证论治外感病、脏腑辨证论治杂病,对后世儿科学辨证论治体系的形成产生了深刻影响。

西晋王叔和的《脉经·平脉视人大小长短男女逆顺法第五》论述了小儿脉法,认为"小儿四五岁,脉呼吸八至,细数者,吉"。

南北朝时期,我国已有医学教育。据《唐六典·卷十四》记载:"宋元嘉二十年,太医令秦承祖奏置医学,以广教授。"说明在南朝宋文帝时,已经设置了政府医学教育。始于南北朝的徐氏世医撰写了多部儿科专著,如徐叔响的《疗少小百病杂方》《疗少小杂方》,徐之才的《小儿方》及《药对》所载的"十剂"等。

二、中医儿科学的形成期(隋代—宋代)

隋代巢元方主持编撰了《诸病源候论》(610年),论小儿杂病诸候,共6卷255候。巢氏将小儿外感病分为伤寒、时气两大类,内伤病以脏腑辨证为主,提出了小儿夜啼、痫证、解颅、滞颐、遗尿、蛔虫、蛲虫、脱肛、胎疸、鹅口疮、口疮等诸多儿科病证的病名及其病因证候。该书倡导的"小儿……不可暖衣……宜时见风日……常当节适乳哺"等小儿养育观,至今对儿童保健有重要指导意义。

624年唐高祖时,朝廷设立"太医署",由"医博士"教授医学,其中专设少小科,培养儿科专科医生,并规定在学习5年后,考试合格者才能做儿科医生。这种医学教育制度为当时的儿科培养了专业人才。

唐代孙思邈所撰《备急千金要方》(简称《千金要方》《千金方》)(约652年)首列妇人方、少小婴孺方,提出"夫生民之道,莫不以养小为大。若无于小,卒不成大"。并对新生儿养护作专题论述。该书将小儿病证分为9门,列方325首。其晚年所著《千金翼方》(约682年)中卷第十一为小儿病。

该书总结了唐代以前的儿科诊疗经验,为儿科疾病治疗提供了大量有效方药。

相传至今的我国最早儿科专著《颅囟经》,流行于唐末宋初。书中提出:"凡孩子三岁以下,呼为纯阳,元气未散。"对后世认识小儿生理特点产生了重要影响,简明扼要地论述了小儿惊、痫、癫、疳、痢、火丹等疾病的证治。

北宋钱乙,是当时最享盛名的小儿医。他的弟子阎季忠整理其理论和实践经验,于1119年编成《小儿药证直诀》,比西方最早的儿科著作要早350年。该书概括小儿生理特点为"脏腑柔弱""成而未全……全而未壮",病理特点为"易虚易实、易寒易热"。在儿科四诊中尤重望诊,特别是"面上证""目内证",对痘疹类发疹性传染病加以鉴别。钱乙创建了儿科五脏辨证体系,提出"心主惊""肝主风""脾主困""肺主喘""肾主虚"的辨证纲领,各脏证有虚、实、寒、热之分,方有温、清、补、泻之别。论治法既从五脏补虚泻实出发,又注意柔润清养,运补兼施。善于化裁古方、研制新方,创134方,许多方剂至今在临床各科广泛应用。阐明了急、慢惊风为阴阳异证,认为急惊风属阳、热、实,治合凉泻;慢惊风属阴、寒、虚,治合温补,成为后世治疗惊风的准则。钱乙强调小儿体禀纯阳,患病后易从阳化热,所见阳证、热证较多,擅用甘寒柔润养阴,如泻肺之泻白散、清心之导赤散、凉肝之泻青丸等,慎用苦寒之黄芩、黄连;创立了补肾主方六味地黄丸,以金匮肾气丸去桂、附之温燥,存六味之润养。治疗小儿伤风用大青膏,热病神昏惊搐用凉惊丸、抱龙丸,《小儿药证直诀·附篇·阎氏小儿方论》中的至宝丹、紫雪散更成为热病神昏抽搐的常用方,由此发展形成了儿科寒凉学说。钱乙被誉为"儿科之圣",《四库全书总目提要》说:"小儿经方,千古罕见,自乙始别为专门,而其书亦为幼科之鼻祖。"

北宋时期,天花、麻疹等传染病流行,山东名医董汲擅用寒凉法治疗,撰写了《小儿斑疹备急方论》,记录了用白虎汤及青黛、大黄等药物的治疗经验,是为天花、麻疹类专著之始。

南宋刘昉等编著《幼幼新书》40卷,整理汇集宋以前各种有关儿科学的成就,并有己见,内容详尽,取材广博,是当时世界上最完备的儿科学专著。同时期还有不著撰人姓氏的《小儿卫生总微论方》问世,从初生到年长儿童,广泛收录、论述各类疾病,其中明确指出新生儿脐风的病因是由断脐不慎所致,与成人破伤风为同一病源,提出了烧灸脐带的预防方法。

南宋陈文中著《小儿痘疹方论》(1241年)、《小儿病源方论》(1254年),注重固护小儿元阳,以擅用温补扶正见长。陈文中在《小儿病源方论·论风搐源因》提出:"盖真气者,元阳也。"小儿饮食"吃热、吃软、吃少则不病,吃冷、吃硬、吃多则生病",养子十法中包括"要背暖""要肚暖""要足暖""脾胃要温"等养育观念,这些都是固护脾肾,防止阳气受戕的具体措施。陈文中注重小儿生理上阳气不足和病理上易虚易寒的特点,在小儿时病和杂病的治疗中,时时顾护阳气,认为"药性既温则固养元阳"。他将温补法广泛用于多种病证及疾病的不同阶段,只要有阳气不足见症,辄即取之。指出小儿冷证的证候特点有"面㿠白,粪青色,腹虚胀,呕乳奶,眼珠青,脉微沉,足胫冷",包括了五脏虚寒之象,而以元阳虚衰为本。在治法上除八味地黄丸温壮元阳之外,又有多种变法,如脾肾并治之补脾益真汤,熔温阳、益气、助运、涤痰、祛风于一炉;十一味异功散、十二味异功散,均取肉桂、诃子、肉豆蔻、附子之类益火之源以消阴翳。陈文中治疗小儿痘疹等时行热病,对于邪盛正衰、病毒内陷之证,擅用温托培元,明确应用指征为不光泽、不红活、不起发、不充满、不结靥、不成痂,而痒塌烦躁喘渴;及宣解太过,误食生冷,中寒泄泻,倦怠少食,足趾逆冷等症者。

陈文中开创了儿科温补学说。医代刘昉在《幼幼新书·序》中说:"宋以来吴之专家者,曰陈曰钱二氏,陈以热、钱以凉,故有火与水喻者。"由此可见,儿科温、凉两大学派始于宋,陈文中与钱乙的学术观点对儿科学体系的形成和发展有着深刻影响。

三、中医儿科学的发展期(元代—中华人民共和国成立前)

金元四大家在儿科学方面各有特长,其中刘完素主张用辛苦寒凉法治疗小儿热性病,张从正治热性病善用攻下,李杲重视调理脾胃。朱丹溪倡导小儿"阳常有余,阴常不足",注重养阴,对于儿科尤有建树,著《幼科全书》,治疗痘疹时,折衷了钱乙善用抱龙丸、百祥丸、生犀散等之寒凉与陈文中喜用桂枝、附子、丁香等之温燥,取解毒、发表、和中三者兼用,影响后世医家,形成了儿科折衷学说。

元代名医曾世荣编著《活幼心书》《活幼口议》,详论初生诸疾,是中医新生儿学早期的集中论述。曾世荣以调元散、补肾地黄丸治疗胎怯;归纳急惊风为"四证八候",提出镇惊、截风、退热、化痰治法,立琥珀抱龙丸、镇惊丸等疗惊方;提出了"惊风三发便成痫""瘀血成痫"等论点,对现今临床仍有指导意义。

明代儿科医家鲁伯嗣著《婴童百问》,将儿科病证设为百问,每问一证,究其受病之源,详其治疗之法。薛铠、薛己父子著《保婴撮要》,论儿科病证221种,列医案1 540则。其中论及小儿外科,皮肤、骨伤、眼、耳鼻咽喉、口齿、肛肠科病证70多种,脏腑、经络辨证用药,内治、外治(包括手术)兼备,对中医小儿外科学的形成做出了重大贡献。

明代世医万全,字密斋,儿科著作有《万氏家藏育婴秘诀》《幼科发挥》《痘疹心法》《片玉心书》等。他倡导"育婴四法",即"预养以培其元,胎养以保其真,蓐养以防其变,鞠养以慎其疾",形成了中医儿童保健学的系统观点。他在朱丹溪学术思想基础上,系统提出了阳常有余,阴常不足,肝常有余,脾常不足,心常有余,肺常不足,肾常不足,即"三有余,四不足"的小儿生理病理学说。《小儿药证直诀·五脏证治》曾提出:"脾主困……脾胃虚衰,四肢不举,诸邪遂生。"万全发展了钱乙的脾胃学说,进一步强调小儿"脾常不足",指出"胃者主纳受,脾者主运化,脾胃壮实,四肢安宁,脾胃虚弱,万病蜂起。故调理脾胃者,医中之王道也;节戒饮食者,却病之良方也"(《幼科发挥·原病论》)。特别重视饮食调节对脾胃的重要性,在治疗方面"首重保护胃气"。万全处方用药精炼而切合病情,认为"大抵小儿易虚易实,调理但取其平,补泻无过其剂"(《幼科发挥·小儿正诀指南赋》),用药平和折衷。这些学术观点和临床经验,丰富了中医儿科学的学术内容。

王肯堂的《证治准绳·幼科》综述诸家论说,同时阐明己见,内容广博,是明代集幼科大成的学术著作。张介宾(号景岳)的《景岳全书·小儿则》重视母乳与婴儿之间的关系,"大抵保婴之法……既病则审治婴儿,亦必兼治其母为善";辨证重在表里寒热虚实;倡导小儿"阳非有余""阴常不足";治疗上认为"脏气清灵,随拨随应"。著名药物学家李时珍所著的《本草纲目》搜集了防治儿科411种病证的方药,具有临床实用价值。

清代儿科医家秦昌遇是儿科折衷学说具有代表性的医家,撰《幼科折衷》专著以详述,认为"幼科诸书,非偏寒偏热之误,便喜补喜泻之殊,予故僭而折衷之"(《幼科折衷·前言》)。夏禹铸《幼科铁镜·望形色审苗窍从外知内》认为"小儿病于内,必形于外,外者内之著也",首重望诊,主张望形色,审苗窍,从外知内,辨别脏腑的寒热虚实。《医宗金鉴·幼科心法要诀》

立论精当,条理分明,既适用于临床,又适用于教学。谢玉琼的《麻科活人全书》是一部麻疹专著,详细阐述了麻疹各期及合并症的辨证和治疗。王清任《医林改错》记载了小儿尸体解剖学资料,提出"灵机记性不在心在脑"的观点,阐发了活血化瘀法在儿科紫癜风、疳证、小儿痞块等病证中的应用。

陈复正,字飞霞,于1750年著《幼幼集成》。他对于儿科诊法及内治诸法叙述皆详,搜集了不少单方验方和外治法。将指纹辨证方法概括为"浮沉分表里、红紫辨寒热、淡滞定虚实""风轻、气重、命危",至今为临床所采用。吴瑭(字鞠通)撰《温病条辨·解儿难》,指出"小儿稚阳未充,稚阴未长者也"的生理特点,"易于感触,易于传变"的病理特点,稍呆则滞、稍重则伤的用药特点,以及六气为病、三焦分证、治病求本等观点。论述精当,方药切用,对儿科外感、内伤疾病辨证论治具有指导意义。

明清时期,我国应用人痘接种预防天花已广泛传播。《博集稀痘方论》(1577年)载有稀痘方,《三冈识略》(1653年)载有痘衣法。《痘疹金镜赋集解》(1727年)记载,明隆庆年间(1567—1572年),宁国府太平县的人痘接种法已盛行各地。后来,我国的人痘接种法流传到俄罗斯、朝鲜、日本、土耳其及欧非各国,较英国琴纳氏发明牛痘接种(1796年)早200多年,是世界免疫学发展的先驱。

清代后期,随着西医学传入我国,儿科界也开始有人提出宜中西医合参。何炳元的《新纂儿科诊断学》中除传统中医内容外,还引入检诊,用于检查口腔、温度、阴器等的变化。

民国时期儿科疾病流行,许多医家勤求古训,融会新知,如徐小圃擅用温阳药回阳救逆、奚泳裳善取寒凉药清解热毒,分别传承了温补学说、寒凉学说,救治了许多时行病危重病证患儿,至今仍被广泛学习应用。

四、中华人民共和国成立后中医儿科学的发展

中华人民共和国成立后,党和政府十分重视儿童健康,努力发展我国传统医学,促进中医学在现代科学技术支持下繁荣发展,中医儿科学与其他医学学科一样,迎来了快速的发展。

(一)学科建设

20世纪50年代开始了现代中医中等及高等教育,70年代开始中医儿科

学硕士生教育,80年代开始中医儿科学博士生教育,21世纪初有了中医儿科学博士后。2016年以来,经教育部批准,安徽中医药大学、南京中医药大学、河南中医药大学、云南中医药大学、成都中医药大学、长春中医药大学、广西中医药大学、贵州中医药大学、河北中医药大学等高校相继获批设立了中医儿科学专业,并开始招生。北京中医药大学(卓越中医儿科班)、广州中医药大学(中医学本硕儿科一体化)、天津中医药大学[中医学"5+3"一体化(中医儿科学)]等设置了中医儿科学方向,为培养中医儿科学专门人才提供了更好的平台。

(二)教材编写

这一时期,编写了不同层次的中医儿科学教材,整理出版了历代儿科名著,挖掘了一大批对临床具有理论指导和实践应用价值的可贵资料,出版了大批中医儿科学术著作。张奇文主编的《儿科医籍辑要丛书》1套6册,全面整理了历代中医著作,选辑其中对现代儿科临床有指导意义的内容做了归类点注。20世纪80年代,王伯岳、江育仁主编了《中医儿科学》,该书精选古代儿科学术精华、梳理现代儿科临床经验,是现代首部大型中医儿科学术著作。随后,由上海科学技术出版社出版、江育仁、张奇文主编的《实用中医儿科学》,分基础篇、临床篇、治法篇,紧密结合临床、总结名家经验,是一部实用价值较高的学术著作。人民卫生出版社出版的汪受传主编的中医药学高级丛书之《中医儿科学》,系统总结了中医儿科学基础理论研究的成果,全面反映了现代中医儿科临床和科研发展,提供了中医儿科学科研思路与方法。汪受传、俞景茂主编的原卫生部"十一五"规划教材《中医儿科临床研究》是第一部供全国高等中医药院校中医儿科学研究生教学使用的规划教材。全国高等中医药院校规划教材《中医儿科学》已经发行至第10版,《中西医结合儿科学》已经发行至第3版,这些现代中医儿科学专著和教材比较系统完整地反映了中医儿科学、中西医结合儿科学的进展,体现了中医学的传承与创新,中西医互相学习,融合发展。21世纪初,《中医儿科学》网络课程的开设,以及一批视听教材、CAI课件的出版,促进了由纸质教材向多媒体教材的转变,改进和丰富了中医儿科学的教学方法与教学手段,推动了中医儿科学的学术进步。

(三)理论传承与创新

在中医儿科基础理论研究方面,关于小儿生长发育、生理病理等方面的若干理论问题,如"纯阳""稚阴稚阳""少阳""变蒸",五脏"不足""有余"等的学术研讨,促进了认识的趋同。关于小儿体质特点,现代医学在总结传统认识的基础上,明确了小儿体质形成与先天遗传因素和后天环境因素有关,提出了从阴阳、五脏、气血等不同角度划分小儿体质类型的方法,探讨了体质与亚健康、体质与疾病之间的关系,为做好儿科疾病防治提供了新思路。

现代中医儿科专家还在继承传统理论的基础上,面向现代临床,通过科学研究提供证据,提出了有创新意义的学术观点。江育仁教授提出"脾健不在补贵在运"的观点,认为现代小儿脾胃病以脾运失健者居多应以运脾法为主进行治疗,还提出"流行性乙型脑炎从热、痰、风论治""疳证从疳气、疳积、干疳论治"等新观点,都有着重要的临床指导意义。王烈教授提出哮喘分发作期、缓解期、稳定期三期证治,根、苗之治并重。刘弼臣教授尊崇钱乙"五脏证治"的学术思想,突出从肺论治,提出多发性抽动障碍、病毒性心肌炎等疾病"从肺论治"的学术观点。张奇文教授提出"肺胃肠相关论""宣肺勿忘解表、清肺勿忘清肠、止咳勿忘化痰、化痰勿忘运脾、润肺勿忘养胃、标去勿忘培本"的治则。汪受传教授提出"小儿肺炎从热、郁、痰、瘀论治""胎怯从补肾健脾论治"的观点。时毓民教授提出"性早熟从滋阴降火论治"。俞景茂教授提出小儿反复呼吸道感染分感染期、迁延期、恢复期三期辨证论治,和法是防治该病的基本方法。丁樱教授提出过敏性紫癜性肾炎病因病机为热、瘀、虚,治疗采用清热凉血活血止血、养阴清热活血化瘀、益气养阴摄血止血三步疗法。马融教授提出癫痫的病因病机可概括为"风、痰、瘀、虚",治疗遵循"豁痰息风以抗痫,益肾填精以增智,健脾顺气调体质,病证结合治童痫"的治则。这些学术观点的提出及其相应的研究成果,充实了中医儿科的学术内容,酝酿着中医儿科创新性理论的产生。

随着时代发展,儿科疾病谱不断变化,免疫类疾病、神经精神疾病越来越引起人们重视。对于古代没有明确记载的许多疾病,如厌食、反复呼吸道感染、抽动障碍、注意缺陷多动障碍、孤独症谱系障碍、性早熟、手足口病、皮肤黏膜淋巴结综合征、艾滋病等,中医儿科工作者从这些疾病的临床表现特点出发,用中医理论分析其病因病机,提出辨证论治方法,取得了良好的临床疗效。此外,中医儿科工作者还充分发挥中医特色优势,建立了一批行之有效的诊疗操作技术,如推拿治疗婴幼儿腹泻、董氏指压手法治疗婴儿吐乳症、推拿按揉法治疗变应性鼻炎、啄治法治疗慢性扁桃体炎、益气通督手法治疗小儿脾虚泻、引导手法治疗青少年特发性脊柱侧凸症、输合配穴针推法治疗小儿痉挛性脑瘫（肝强脾弱证）、头手足脊针推四联疗法、脊背六法、中药熏洗配合治疗小儿脑瘫等。这些简便有效的中医诊疗技术，扩大了中医特色疗法在基层的推广应用范围。

（四）科学研究

科学研究方面，近十年来越来越多的中医儿科同道重视科学研究，在临床研究中发现问题找出研究热点，申报以国家自然科学基金为代表的科研基金，近年来每年中医儿科都有十余项国家自然科学基金中标，研究包括肺炎、腹泻、哮喘、肾病、紫癜性肾炎、抽动障碍、注意缺陷多动障碍、癫痫、性早熟等儿科各个系统疾病，大家从临床中找到中医药的切入点并深入探讨机理。其他科研项目如国家重大新药创制、国家"十一五""十二五""十三五"科技创新重大专项、省部级各项基金都有中医儿科学者的参与，学术研究成果不断丰富。

（五）学术交流

1983 年，中华中医药学会儿科分会成立，全国中医儿科工作者有了自己的学术团体。2009 年，世界中医药学会联合会儿科专业委员会成立，建立了世界性中医儿科学术交流的平台。2015 年，中国民族医药学会儿科专业委员会成立。2018 年，中国中医药信息学会儿科分会成立，均开展了丰富的学术交流活动。数十年来，中医儿科学术交流阵地不断扩大，通过弘扬祖国传统医学特色、探讨学科前沿理论、交流科研医疗教学先进经验，不断推动中医儿科学术水平的提高。

（六）标准制定

近年来中医儿科学的标准化工作，受到政府主管部门和学术界的高度重视。中华中医药学会组织了《中医病证诊断疗效标准》的编写工作。该书包括《中医儿科病证诊断疗效标准》，主要起草人包括江育仁、孙浩、林钦廉、俞景茂、朱大年等。标准中提出了感冒、咳嗽、哮喘、肺炎喘嗽等 33 种儿科常见病的"诊断依据、证候分类、疗效评定"，首次规范了这些疾病的中医诊断、辨证和疗效评价，在儿科临床、科研、教学工作中发挥了积极作用。

近年来受国家中医药管理局和中华中医药学会的委托，中华中医药学会儿科分会又组织专家,由汪受传教授主持开展了《中医儿科临床诊疗指南》的研究工作。在文献研究和专家问卷调查的基础上,集成专家意见,已经完成了《小儿肺炎喘嗽中医诊疗指南》《小儿支气管炎中医诊疗指南》《小儿感冒中医诊疗指南》《小儿反复呼吸道感染中医诊疗指南》《小儿哮喘中医诊疗指南》《小儿泄泻中医诊疗指南》《流行性腮腺炎中医诊疗指南》等。对40种儿科常见病的范围、术语和定义、诊断、辨证、治疗等提出了指导性方案,促进了儿科医疗行为规范及行业发展。2014年马融教授主编了《中医临床诊疗指南释义·儿科分册》,对小儿感冒、小儿乳蛾、小儿支气管炎、肺炎喘嗽、小儿哮喘、反复呼吸道感染、小儿泄泻、厌食、积滞、肾病综合征、脑性瘫痪、过敏性紫癜、注意缺陷多动障碍、多发性抽动障碍、癫痫、遗尿共22个常见病种的诊疗内容进行了释义,为指南的进一步修订奠定了基础。2015年由汪受传教授担任专家指导组组长对《中医儿科临床诊疗指南》进行了修订和增补病种工作;由汪受传教授、赵霞教授担任儿童人群组召集人开展了治未病标准制定工作。马融教授、胡思源教授领衔全国的专家编写了《儿科常见疾病中药新药临床试验设计与技术评价技术指南》,首次将儿科常见疾病中药新药临床设计与评价规范化。

综上所述,中医儿科学的形成和发展已有数千年的历史,现在正向着一流学科建设的方向发展。在前进的征途上,培养人才是关键,传承守正是基础,科技创新是动力,经过长期不懈的努力,中医儿科学与西医学优势互补,将能为儿童健康成长做出更大的贡献。

第三节　中医儿科病证特点与诊疗专长

中医儿科学,源远流长,早在2 400年前,扁鹊就为中医儿科学的发展奠定了基础。从古至今儿科疾病一直是广大医者努力和探索的方向,并且在不断的实践中形成了许多独特的认知特点和特色治疗方法,因此中医儿科名家辈出、经验丰富,中医儿科学为中华民族的繁衍昌盛及炎黄子孙的健康事业立下了不可磨灭的功劳与业绩,同时中医儿科学也在历史发展的进程中积累了宝贵的医学经验。学科的发展必须对已有的学术成果进行传承,因此中医儿科学的发展要以弘扬其学术精华为核心,尤其是在中医儿科临床上要充分发挥其特色及优势的治疗方法,不断扩大学科服务范围,促进中医儿科学更加快速、优质的发展。

历代中医医家有关儿科的论述著作颇多,内容丰富,如《伤寒类书活人总括》《仁斋直指方论》《仁斋小儿方论》《医学真经》《察脉总括》等,归结其特点如下。

一、中医儿科的病证特点

小儿脏腑娇嫩,形气未充,体质和生理功能均较脆弱,并且年龄越小,表现越突出。正是由于小儿机体这种不成熟、不完善的生理特点,形成了小儿的御邪能力较弱,抗病能力较差,易被外邪所伤,出现病情多变且迅速传变的病证特点。小儿最易发生肺、脾、肾系疾病,其次是时行疾病,而且传变迅速,易虚易实,易寒易热。因此,小儿病证的特点可以归纳为:①易感六淫,发生肺系病证。②易伤饮食,发生脾胃病证。③易染疫疠,发生时行之病。④禀赋不足,发生"肾常虚"病证。⑤易受惊恐,易于传变,发生心惊、肝风病证。⑥易虚易实,易寒易热。⑦脏气清灵,易趋康复。

基于小儿生理及临床病证的特点,中医儿科在诊断和治疗的过程中,尤其是辨证过程中应注意:①辨证要及时准确。小儿病情变化较快,可在较短时间内,外邪由表入里,由实转虚,一日可数变,因此要根据病情变化,进行及时准确的辨证,根据不同证候采取相应的措施。②辨识主证与兼证。基于小儿体质的特点,其临床证候多见寒、热、虚、实错杂,因此要分清患儿的主证与兼证,分清主次矛盾,进而采取不同的措施。

二、中医儿科的诊疗专长

(一)整体观念和辨证论治

整体观念和辨证论治是中医学的精髓所在,在这一理论的指导下,中医儿科同样秉承"天人合一、天人相应"的整体观,注重时节、气候、地域特点及自身体质等因素,即因时、因地、因人制宜,通过辨证给予不同的治疗方法,这些观点虽然都是在数千年前提出的,但是却与当今社会对"健康"的定义完全契合,要求达到身体、心理、社会的健康统一。

中医经过长期的实践与探索,在治疗儿科各系统疾病时均有其优势病种。调查显示,与西医相比,大多认为中医儿科(某些情况下的中西医结合)在下列病种(证)或其某个阶段具有治疗优势。①新生儿疾病:如胎怯(早产儿和足月小样儿)、新生儿黄疸、新生儿硬肿病、新生儿腹泻、新生儿脐部疾病等。②呼吸系统疾病:如急性上呼吸道感染,急、慢性支气管炎,毛细支气管炎,病毒性肺炎与其他类型肺炎,反复呼吸道感染等。③消化系统疾病:如鹅口疮、口炎、胃食管反流病、胃炎、消化性溃疡、厌食、小儿腹泻等。④营养性疾病:如消化不良、营养障碍、营养性贫血等。⑤循环系统疾病:病毒性心肌炎等。⑥泌尿系统疾病:如急性肾小球肾炎、肾病综合征、尿路感染、遗尿等。⑦神经肌肉系统疾病:如小儿癫痫、脑性瘫痪、热性惊厥等。⑧心理行为障碍性疾病:如多发性抽动障碍、注意缺陷多动障碍等。⑨内分泌疾病:如性早熟等。⑩免疫、变态反应、结缔组织病:如支气管哮喘、变应性鼻炎、过敏性紫癜、湿疹、皮肤黏膜淋巴结综合征、幼年类风湿病等。⑪感染性疾病:如麻疹、风疹、幼儿急疹、水痘、手足口病、流行性腮腺炎、流行性感冒、传染性单核细胞增多症、流行性乙型脑炎、百日咳、急性感染性多发性神经根炎等。

(二)中医技术的简、便、廉、验、效

中医传统的治疗手法多种多样,大部分是从民间积累而成,内外治相结合,针药并用,形成了一系列具有中医特色的儿科适宜技术,如小儿推拿、熏洗、敷贴、针灸、拔罐、灌肠等,简、便、廉、验、效的优势使中医操作技术在儿科的应用逐渐增多。如运用捏脊疗法治疗小儿外感发热,采用柴胡桂枝汤防治小儿反复呼吸道感染等,疗法简便,安全可靠,效果很好。

行之有效的中医临床诊疗技术在中医儿科学的临床应用中不断扩大,如推拿治疗小儿泄泻、便秘、腹痛,指压手法治疗婴儿吐乳症等,这些简便有效诊疗技术的临床推广,扩大了中医特色疗法在临床的应用范围。其他如中医药调补先、后天治疗新生儿疾病;调整阴阳治疗小儿心理行为障碍性疾病;中西医结合治疗小儿肾病;发时治标、平时治本观点在慢性复发性疾病中的应用等,都是发扬儿科中医药治疗优势的例证。

(三)"治未病"贯穿中医儿科诊疗始终

"治未病"的学术思想贯穿于中医治疗的始终,它包含三个层面:未病先

防,防微杜渐,既病防变,其最初记载见于《黄帝内经》,并将"治未病"之医称为"圣人"。未病包括"无病"、病而未发和已病未传三个状态。"未病先防"是指在人未发生疾病之前,采取各种有效措施,做好预防工作,以防止疾病的发生,这是中医学预防疾病思想最突出的体现。疾病的发生主要关系到邪正盛衰,正气不足是疾病发生的内在根据,邪气是发病的重要条件。因此,未病先防就必须从增强人体正气和防止病邪侵害两方面入手。

小儿为"稚阴稚阳"之体,易受各种外邪侵袭。且病情变化迅速、危急。肺、脾、肾三脏虚损而导致卫外不固,反复感邪,病性多为本虚标实,发病关键并非真正的外邪而是由自身的正气不足所致。因此,中医通过中药内服、各种中医技术外治的综合方法,在改善儿童不良体质、增强自身抵抗力等方面取得了很好的疗效,如相关研究显示,综合运用饮食调节、中药调理和捏脊手法对治疗小儿积滞收效良好。

三、中医儿科优势特色的应用

中医儿科特色优势的应用重点在临床,目的在于围绕临床疗效的提高,满足现代社会对于儿童预防保健和疾病诊疗的需求,适应现代临床疾病谱的变化,减少抗生素、激素等化学药物的滥用,并最终为实现中医儿科学现代化积累条件。

由于历史的原因,中医儿科学在规范化、标准化方面所做的工作还很不完善。中医儿科学需要建立的规范,必须是能符合本学科学术特点和规范化要求的各种规范。例如,建立有中医药特色的诊断辨证标准,既能反映中医药优势又能得到学术界公认的疗效评价标准,符合循证医学原则的临床研究规范,既利于中成药开发又符合新药研究原则的制剂工艺和质量标准等。这些规范的产生,要通过科学研究来实现。在临床研究和数理统计分析基础上形成规范,是最佳的研究方法。

但是,临床研究成本高、耗时费力。临床研究的范围目前仍侧重那些中医药有优势、儿科临床常见的病种。如流行性感冒、病毒性肺炎、手足口病等病毒性疾病,哮喘、过敏性紫癜、肾病综合征等免疫性疾病,腹泻、营养缺乏症、肥胖症等脾胃病,多发性抽动障碍、癫痫、脑性瘫痪等神经精神疾病,高热、惊风、血症等急症,低出生体重儿、新生儿黄疸、新生儿硬肿病等新生儿疾病等。

临床研究的重点是提高中医药临床疗效。要遵循现代流行病学、循证医学和临床科研方法,进行多中心协作攻关,力争探索出一些新的证治规律,研制出一批疗效更好、不良反应少、使用更为方便快捷的新药,研究提出中医药治疗的有效、安全、经济的优化治疗方案并加以推广。临床研究的内容将深化,如从笼统的一方治一病发展为辨证立方、异病同治;对难治性疾病或其中某一证型、某一严重合并症等研制有针对性的方药;研究有效方药的剂型改革;研究有效方药的主要有效成分、有效单体并形成体现辨证论治特色的"创新中药"等。

第四节 中医儿科学的发展趋势

一、建立适合自身的学科发展思维

起源于18世纪60年代的西方工业革命推动了现代科学技术的高速发展,不断产生新理论、新技术、新方法。现代各学科的发展速度,很大程度上取决于能否引进和充分应用这些成果来充实、提高和发展自己。中医学理论和实践自成体系,与现代科学技术沟通有一定困难,这是其发展速度受到制约的重要原因。但是,数千年的历史沉淀,我们祖先以人为对象长期实践积累的儿科知识,珍藏着大量真知。如何在继承传统医学遗产的基础上,努力寻求其与现代科学技术的结合点,进行创新性研究,是中医儿科学加快发展的正确选择。

中医儿科学理论,是中医学理论的重要组成部分。中医学理论植根于中国传统文化,以中国古代哲学为基础,以中华民族长期与疾病斗争获得的实践经验总结为依据,数千年来,有效地指导着中医学的形成和发展。近200年来,现代数学、物理、化学、天文、地理、生物等自然科学学科的知识爆炸,计算机、生物工程、人工智能等技术的横空出世,使世界的面貌日新月异;人文、社会科学的发展则对于人们观念更新、科技进步发挥了有力的推动作用。这样的学术氛围也为中医学理论和实践的进步提供了极为有利的条件。但是,中医学有其自身体系的稳固性,现代自然科学、社会科学与中医学的融合还有很长的路要走。若是急功近利,片面迎合在科学实验基础上建立的还原论,认为复杂的系统、事物、现象可以将其化解为各部分之组合来加以理解和描述,将可能使我们祖先千万年来应用东方哲学智慧和医疗实践总结出的整体观、辨证观毁于一旦。《老子》开篇即说:"道,可道也,非恒道也。名,可名也,非恒名也。"整体观将人与自然、人体的各个组成部分看作并非孤立而是紧密结合的整体,辨证观将自然和人体看作并非静止而是不断变化的状态。耶鲁大学药理学教授郑永齐说:"现代医学发展利用还原论思路,不能满足复杂疾病的预防和治疗,新的整体观思路应被考虑。从经验医学发展出来的中医药利用这种思路,对东方人的治疗和保健起到了十分重要的作用。但是,如何从老祖宗的智慧中取其精华、去其糟粕是重点,去伪存真需要严谨的科学研究方法和坐冷板凳的决心,不能人云亦云,一概而论。"

未来医学的构建应当是各种有价值的医学体系在理论与实践方面的全面融合,这是一个十分美好但需要走很长很长的路才能实现的愿景。中医儿科学的发展在相当长时期的战略目标是现代化。中医儿科学现代化,必须是对现有水平的超越,产生在传统中医儿科学术基础上质的飞跃,形成与现代自然科学、社会科学融会贯通、同步协调发展的新格局。中医学的整体观、辨证观、认识论将在未来越来越体现出其指导医疗实践的巨大价值,而现代科学技术方法则是验证、甄别、提炼中医临床实践经验的有效途径,这是在未来长期中医学发展包括中医儿科学现代化发展的正确道路。1998年出版的中医药学高级丛书《中医儿科学》中提出:"中医学(包括中医儿科学)现代化的目标绝不是可以一蹴而就的。21世纪中医儿科学发展的特征应是:在继承传统中医儿科学的基础上,充分应用现代科学技术对其加以研究,揭示未被认识或未被充分认识的新规律,改进和充实各种诊疗方法,提高中医儿科临床疗效,丰富和发展中医儿科学,酝酿学科现代化的变革。"

二、建立包容发展的学科发展思路

近70年来,在国家发展我国传统医学的政策支持下,在现代科学技术飞跃发展的学术氛围中,通过以中医儿科专业人员为主体、相关多学科专业人员积极参与的共同努力,中医儿科学得到了前所未有的发展。中医儿科学术要求的更快的发展,必须打破束缚自身发展的桎梏,建立包容发展的学科发展思路,提高本专业人员的学术视野,以学科学术进步、事业发展为己任,同时,主动联合各相关学科的专家、学者参与中医儿科研究,实现学科间的交叉融合,才能加快学科学术发展的步伐。

在现代社会条件下,任何一门学科都不应自我封闭,而应当以包容、开放的态度,积极吸纳有志于本学科发展的各相关学科专业人员参与,合作开展研究。就中医儿科学来说,20世纪五六十年代的一批西医学习中医的专家,带来了新的思维方式和技术手段,在中医儿科医疗、科研等方面取得了一系列有创新、引领作用的成果。近40年来,更有大批中药学、西药学、西医儿科、中西医结合儿科,以及文献学、信息学、生物学、药理学、物理学、化学、临床检验和功能检查、科研方法学、医学统计学、生物医学工程、电子计算机、人工智能等各专业的专家加入了中医儿科学的研究队伍。多学科知识和技术的交叉融合,不仅为本学科科研水平的提高注入了强大的动力,而且必将对加快中医儿科学的进步产生深远的影响。

在中医儿科学领域内的不同研究内容和研究方法都应当得到鼓励。比如,需要有人去从事中医儿科学文献研究、信息学研究、科研方法学研究的工作,这对于扩大学术视野、提高研究水平是不可或缺的。治未病的研究和应用是社会发展对中医儿科学的期盼,防重于治的观点需要大力弘扬,这方面的工作也需要越来越多的人去关注。随机对照试验(RCT)的临床研究方法需要在中医儿科学推广应用,研究方法也可以在本学科逐步开展,采用数据挖掘方法总结名老中医学术经验,从中找出有价值的辨证论治处方的用药规律是当今中医儿科学临床研究的热点之一。系统总结古今中医儿科学术成就,形成循证的中医儿科临床诊疗和治未病指南,是推广本学科有价值的研究成果,并使之更好地造福儿童健康事业的需要。如此多方面的工作,都要有多学科知识的融合、不同专长专家的积极参与,中医儿科工作者应当主动寻求与本学科、相关多学科专家的协作,努力在中医儿科学各领域的研究中有所发现,取得成果。

三、开展各领域研究,促进学科发展

中医儿科学自身发展的规律要求我们在思想认识上,要明确现代化不是西医化,而是在坚持中医学整体观、辨证观优势,以及传承、弘扬、创新发展观的同时,直接引进最新科学技术方法来研究、充实和提高自己。在基本

方法方面,一要花力气做好规范化的工作,逐步统一中医儿科学病名、证候分类、诊断疗效标准、临床治疗指南、制剂质量标准等,由政府主管部门颁布实施;二要加强信息管理与交换,避免科研中的低水平重复,促进科研成果的转化推广。

中医儿科学理论的研究,在相当一段历史时期内,应当是用现代认识论对于传统理论加以审视,探讨其深刻内涵,总结其在儿科应用的规律,用传统理论认识现代临床新病种的特征,研究如何用中医学理论更有效地指导现代儿科常见病的辨证论治等。"理论创新"的提法应当审慎为之,必须在有大量实践探索和理性归纳之后,才可以提炼上升到这一境界。

中医儿科学基础研究范围广泛。整体观念是中医学优势之一,要将儿童的孕育成长、保健预防、病因病理等,放到天时、地理、环境的大自然整体和脏腑经络、四肢百骸、气血津液的内环境整体中加以认识。对中医儿科基本理论中的若干问题要重视通过科研来辨析正误,吸收其合理的部分用于指导临床。诊法学研究要进一步采用现代技术手段,促进四诊客观化,把微观指标纳入中医学辨证体系的研究。辨证学研究的重点是脏腑辨证,同时要重视脏腑、气血、虚实、阴阳变化规律的研究,将整体观和辨证观紧密结合起来。治疗学研究的重点是儿科药物剂型改革及多种疗法研究,要研究出更多疗效可靠、应用方便、适应当今和未来社会需要的儿科疗法和药剂。

中医儿科学的发展必须依靠本学科的科技进步。在中医儿科学界,现代科研方法将被逐渐推广应用,设计严密、标准明确、大样本、随机分组、对照观察、统计学处理等基本原则得到遵守,循证医学和临床流行病学等先进的研究方法被引用,使得科学研究的质量和水平不断提高。通过大量的科研活动,经历对其他学科的同化吸收,自身在肯定中深化、在否定中进步,进行新的整合,能促使中医儿科学在与现代科学技术接轨的过程中不断完善和提高。

中药药理实验研究发展得很快,应用微生物学、免疫学、酶学、内分泌学、生物化学、分子生物学、组学、超微结构、核技术、电子计算机等方法,使中药药理学研究不断深入,儿科中药的血清药理学、复方药物动力学研究也已经起步。这些研究不仅科学验证了临床有效经验,更会在现代中医儿科基础、临床研究,以及新技术、新疗法、新药物的开发中发挥重大的作用。

四、建立适应学科未来发展需要的人才队伍

随着我国社会经济的发展,一方面,人民群众对于儿科医生的需求越来越多,迫切需要增加中医儿科人才培养数量,以满足社会服务要求,另一方面,学科学术发展更需要提高中医儿科专业人员的素质和水平。中医儿科事业发展的关键在于人才,增加培养数量、提高培养质量,建立一支高水平的人才队伍,是学科适应未来发展需要最重要的任务。

20世纪下半叶以来,中医儿科多层次、多形式人才培养格局已经形成。院校教育已经形成了学士、硕士、博士的完整体系,师承教育得到恢复和发展,继续教育在各级广泛开展。在中医儿科临床队伍不断扩大的同时,科研队伍、教学队伍也在从无到有、不断壮大,知识结构更适应未来社会需要的各类儿科人才不断涌现。今后,要根据学科发展需要,改进教学方法,更新教学内容,改善知识结构,提高动手能力,培养更多的中医儿科专业人才。首先是为数众多的临床人才,能用中医中药为广大儿童提供高质量的服务。其次,通过研究生教育等多种培养方式,造就一批中医基础扎实、掌握相关现代学科知识、科研能力强的智能结构型人才,由他们创造出高水平的科研成果,培养出新一代中医儿科学术带头人,承担起推进中医儿科学发展的重任。

实现中医儿科学现代化这一战略目标,必须以人才培养为基础,科学研究为动力,继承传统为先导,学术创新为途径,加强对数千年学术积累的传承,加速引进和应用现代科学技术,加快学科学术进步的步伐。相信,经过长期的努力,中医儿科学现代化的目标一定能逐步实现。

第二章
中医儿科理论学说

儿科各家学说是随着整个中医学的发展,逐渐形成具有丰富内容的临床专科学说,是中医各家学说的重要组成部分,整理和研究了在中医儿科学的发展史上,对儿科理论和临床实践作出卓越贡献的医家的独特而自成体系的学术思想。其内涵有广义、狭义之分。广义是指历代医家在儿科医学理论及治疗经验、文献整理等方面有一定影响者;狭义是指自成体系、独树一帜的学术理论及医疗成就,有其中心的研究课题,有著名人物及名著传世,并产生一定的历史影响者。

自北宋钱乙《小儿药证直诀》创立了中医儿科学学术体系以来,历代儿科学家结合自己的经验,各自发挥见解,相继成为一家之说,如陈文中主温补、万全主脾胃、秦昌遇主折衷、夏禹铸重望诊、庄一夔倡灯火、石寿棠从燥湿二气理论诊治儿科病、恽铁樵倡中西汇通等。各家之间通过学术的相互传承和不断发扬光大,又形成了具有儿科特色的多种学说,其中包括体质学说,纯阳学说,稚阴稚阳学说,少阳学说,变蒸学说,五脏有余不足学说,温补学说,折衷学说,脾胃学说,胎养胎教学说,胎毒学说,护养学说,易虚易实、易寒易热学说,婴病治母学说,惊风学说,以及疳证学说等。众多学说的形成和发展,极大地丰富了中医儿科学的学术内涵。

第一节 体质学说

小儿体质是在先天禀赋和后天各种外在因素及自身调节的基础上形成的阴阳消长的特殊状态。不同个体对疾病的易感性、证候倾向及转归预后与体质密切相关。小儿处于生长发育的特殊时期，体质特点与成人有诸多差异，这决定了小儿疾病的发生、发展和对治疗的反应及预后都具有其独特性，因此，以体质学说来正确地指导儿科临床疾病的防治具有重要意义。

一、学说源流

小儿体质学说的学术观点始于《黄帝内经》，如《素问·三部九候论》提出："必先度其形之肥瘦，以调其气之虚实，实则泻之，虚则补之……无问其病？以平为期。"历代儿科医家充分意识到小儿体质对疾病诊疗、转归和预后的重要性，各自提出了许多极具建设性的理论，从不同方面阐述了小儿体质整体的特点及对临床的指导意义。

早在唐末宋初成书的中国第一本儿科专著《颅囟经·脉法》中就有记载："凡孩子三岁以下，呼为纯阳，元气未散……不得同大人分寸。"小儿纯阳论由此而生，但《颅囟经》成书较简略，并未论述"三岁以下"及"纯阳"学说的由来。此后历代不少医家对此学说十分尊崇，如北宋"儿科之圣"钱乙继承并发展了纯阳理论，《四库全书总目提要·小儿药证直诀》总结其为"小儿纯阳，无烦益火"。至金元六气化火理论的兴起，如刘完素（世称"刘河间"）《河间六书》云："大概小儿病在纯阳，热多冷少也。"朱丹溪继承刘完素之说，认为"小儿十六岁以前，禀纯阳气，为热多也"。

清代陈复正在《幼幼集成·乳子伤寒证治》中论道："幼科论证，悉以阳有余阴不足立论，乖误相承，流祸千古，后人误以婴儿为一团阳火，肆用寒凉，伤脾败胃。"同一时期，吴鞠通在《温病条辨·解儿难》中指出"古称小儿纯阳，此丹灶家言，谓其未曾破身耳，非盛阳之谓。小儿稚阳未充，稚阴未长者也"，创立了更为切合实际的"稚阴稚阳"之说，较准确地反映小儿体质的共性和特点。

张锡纯《医学衷中参西录》谓:"盖小儿虽为少阳之体,而少阳实为稚阳,有若草木之萌芽,娇嫩畏寒。"首著"少阳体质"之说,使"纯阳"与"稚阴稚阳"学辨证统一,更高度总结了两种学说的精髓。其不仅阐明了小儿生长发育处在以阳为主导的动态平衡当中,更说明了少阳为娇嫩软弱之阳,并对儿科临床诊疗具有指导意义,较之纯阳学说与稚阴稚阳学说更能说明问题,也更符合实际。

小儿脏腑成而未全,全而未壮,故明代医家全在《育婴家秘·五脏证治总论》指出,"五脏之中肝有余,脾常不足肾常虚,心热为火同肝论,娇肺遭伤不易愈",概括了小儿五脏生理特点。同时也指出了小儿的发病特点及病理趋向,是小儿生理病理的高度概括。

二、基本内容

小儿体质的类型,从阴阳气血的盛衰结合五脏禀赋可大致划分如下。

1. 均衡型体质

小儿先天禀赋充足,后天喂养调护得当,较少生病。五脏之气充沛,阴阳气血相对平衡,小儿发育良好。表现:小儿发育生长正常,面色红润,气息均匀,语声洪亮有力,反应敏捷,眼睛明亮有神,睡眠佳,饮食、二便均好,舌质淡红,苔薄白润泽。较少生病,偶有伤风感冒、伤食亦容易治愈。

2. 阴虚型体质

此类患儿多见于早产,久泻,喂养不当,发育不良,或病后伤及气阴。

脾肺阴虚型:形体消瘦,生长发育及一般情况稍差,面红、唇红干、语声洪亮,睡眠不实,易惊醒,偏吃香辣燥味,口臭汗多、大便结、性情急躁,舌质红,苔薄而面干,脉细数。易患口疮、咳嗽、厌食、便秘、皮肤疮疹等。

肺肾阴虚型形体瘦小,发育较差,皮肤干燥,易惊惕,尿频,盗汗,发干枯,便秘,神差,汗多,易发口疮,舌质瘦小,少苔脉细数少力。易患盗汗、口疮、遗尿、鼻衄、咳嗽等疾病。

3. 阳虚型体质

此类患儿多因先天禀赋不足或喂养调护不当,或久病不愈,或治疗失当导致身体阳气虚损。①脾阳虚型:体重较轻,生长发育较迟缓,面色㿠白,形体虚胖,反应不很敏捷,懒动,动则汗多,纳少,厌油腻,大便时干时溏,语声低怯,舌质淡红,舌体偏大或边有齿痕,苔薄脉细。多患消化系统方面的疾病,如呕吐、泄泻、腹痛、积滞、水肿,容易感冒。②脾肾阳虚型:形体瘦小,发育差,语声低微迟缓,智力较差,或方颅、鸡胸,神疲倦怠,面青白,唇淡红,畏冷,便溏或便秘,遗尿,腹胀,舌淡红,舌体胖、边有齿痕,脉迟细。易患遗尿,五迟、五软,喘证,五更泻,以及水肿等疾病。

4.湿热型体质

在母体中感受胎热或在喂养过程中油腻厚味食入太多,脾胃受损,水液精微不能化生气血反聚为湿,体质偏于热性,故湿热内生。见发育良好,形体偏胖或正常,面色红润或偏黄,精神好或稍差,唇红,口臭汗多,汗出黏手,大便不爽,梦呓不实,饮食稍差,常腹胀。舌质红,苔黄腻,脉滑数。易患湿疹、痢疾、腹痛、咳嗽、消化不良等疾病。

5.特异质体质

此类患儿体质特殊,容易对一些特殊的物质或气候产生非同一般的反应,如突然出现喷嚏、胸闷、剧烈咳嗽、喘促不安、气急,突然皮肤出现风疹团块等。其发病迅速,缓解容易或较困难。这类患儿平时身体健康,发育良好,智力正常,舌质淡红,苔薄白,脉缓和有力。

三、临床意义

1.辨证、辨病、辨体、治病求本

小儿脏腑娇嫩,体质较弱,患病后若治疗不当易造成易虚易实的情况转变,甚至造成生命危险。所以,尤其儿科的诊治疾病要快而准。如《黄帝内经》对此有深刻的论述。如张景岳说:"当识因人因证之辨。盖人者,本也;证者,标也。证随人见,成败所由。故当以人为先,因证次之。若形气本实,则始终皆可治标;若形质原虚,则开手便当治本。"

在患病过程中,证候、疾病、体质三者从不同的角度,不同的层面反映了疾病的本质,规律及特征。辨证是将疾病的某一阶段的病理特点与规律作为研究主体,是考虑脏腑气血阴阳盛衰的现状与本次疾病的关联。辨病是对某一疾病发生发展规律总的认识。辨体是诊察人的形体、禀赋、心理及地域等对人的影响,亦即人对这些因素的反应。病与证的发生都以体质为背景,由于"证候""疾病""体质"对个体所患疾病本质的反映各有侧重,所以强调"辨证""辨病""辨体"相结合,有利于对病证本质的全面认识。

2. 同病异治、异病同治与小儿体质密切相关

在临床中可以经常出现一些性质不同的疾病,由于小儿体质相同而表现出相同的证。而同一种疾病在不同体质的小儿身上也可以表现出不同的证。这就是异病同治、同病异治的基础。如患幼儿急疹与风热感冒的小儿,若都是阴虚体质,其表现均可见流涕、少咳、咽痛、午后发热加重、便干、舌质红少苔、脉细数等阴虚风热上扰等,治疗上都应以养阴清热、疏风透邪为治则。所以,体质与证是密不可分的。体质是产生证的重要物质基础,因此,"异病同治、同病异治"在很大程度上是以中医特有的体质学说为依据的。

3. 体质与用药的关系

小儿是稚阴稚阳之体,总用药原则应是清轻灵动,不能伐生生之气。小儿体质有阴阳寒热虚实的不同,用药上更应注意其体质与病邪的关系,如阳虚体质宜温补忌苦寒,阴虚体质宜甘寒忌辛燥,湿热体质宜芳香化湿、苦辛泄热而忌刚燥温烈或滋腻之品,一些特禀体质的人不能用虫类药等特殊药品。体质的强弱与药量的大小十分有关,体质强壮、阳气充足的人用药量重,体质娇弱、阳气不足的人用药量较小。如《灵枢·论痛》曰:"胃厚色黑,大骨及肥者皆胜毒。"

4. 体质与治未病的关系

小儿体质有共性的一面,更有个体特殊性的一面。"治未病"就是包括未病先防和既病防变,通过平时对小儿体质特点及其易感疾病的认识,可以在平时发现小儿一些异常的表现,用药物祛病调体,补偏救弊,或采取相应的措施进行干预,如体育锻炼、膳食调理、精神调摄等,使阴阳平和、气血充沛。阴虚体质的小儿,宜多食平和滋养的食物如荸荠、梨,忌辛辣等;阳虚体质的小儿宜多食温性食物如羊、牛肉,忌生冷硬物;湿热体质的小儿饮食宜清淡营养,忌油腻肥甘及碱性食物,从而使小儿体质调整到一种平和自然的状态,即"正气存内,邪不可干"。

第二节 纯阳学说

"纯阳"一词源自《颅囟经》。《颅囟经·脉法》云:"凡孩子三岁以下,呼为纯阳,元气未散。"这里的纯阳是指小儿三岁以下,禀受父母先天之气,真元未耗而言。后世医家在长期的临床实践及观察后,对小儿生理体质、病理、护养及治疗上进行了多方面的探讨及发展,形成了中医儿科学内涵丰富的纯阳学说。

对纯阳学说内涵的阐释,后世医家由于出发点不同,论述也不尽相同,主要有以下几种观点。

1. 纯阳为阳气盛

宋代钱乙把小儿看成了盛阳之体,指出:"小儿纯阳,无烦益火。"这里"烦"作"须"解,指小儿生长发育旺盛,其阳气充盛,生机蓬勃,与体内属阴的物质相比,处于相对优势,在发病过程中,易患热病,阴津易伤,在治疗上不宜使用温阳药物。宋代《圣济总录·小儿风热》:"小儿体性纯阳,热气自盛,或因触犯风邪,与热气相搏,外客皮毛,内壅心肺。其状恶风壮热,胸膈烦闷,目涩烦渴是也。"小儿为盛阳之体,阳盛则热,若复感外邪,则以外感热病为多。金代刘完素《河间六书·小儿论》云:"大概小儿病在纯阳,热多冷少也。"由于小儿阳气偏盛,一旦患病,易于从阳化热,故临床上以热病居多。清代叶天士《临证指南医案·幼科要略》云:"小儿热病最多者,以其体质属阳,六气着人,气血皆化为热。"亦将"纯阳"当盛阳或阳盛解。

以上医家从小儿病理角度对"纯阳"进行了阐述,解释了小儿易患热病和患病后易从热化的原因。受此思想的影响,清热之法和清热之药,在儿科临床的使用率也相应较高。清代徐灵胎《医学源流论·治法》"小儿纯阳之体,最宜清凉"也正是此意。

2. 纯阳为阴气不足

明代虞抟《医学正传·小儿科》曰:"夫小儿八岁以前曰纯阳,盖其真水未旺,心火已炎。"指出了小儿八岁前体属纯阳,因肾中真阴不足、真水未充,不能上济心阴,则心阴不足,心火易炎。清代冯兆张《冯氏锦囊秘录》云:

"天癸者,阴气也,阴气未至,故曰纯阳,原非谓阳气有余之论。"反对阳气有余的说法,认为小儿纯阳之说是阴气未足。

3. 纯阳为稚阳

明代方贤《奇效良方·小儿门》曰:"小儿虽受阴阳二气成其形,气尚未周,何言有脉?……男子七岁曰髫,生其原阳之气;女子八岁曰龀,其阴阳方成。故未满髫龀之年,呼为纯阳。"意指小儿变蒸之数未足,阴阳之气未充,故以纯阳为稚阳。陈修园《医学三字经》中也认为,小儿"稚阳体,邪易干"。清代《鲟溪医论选》曰:"小儿年幼,卫气未充,故曰纯阳,原非阳之有余也,特稚阳耳。稚阳之阳,其阳几何?"认为小儿纯阳是卫气未充的缘故,其阳气不是充盛,而是稚阳,即少阳。吴鞠通《温病条辨·解儿难》云:"古称小儿纯阳……非盛阳之谓。小儿稚阳未充,稚阴未长者也。"明确指出"纯阳"并不等于"盛阳"或有阳无阴。

现代医家对"纯阳"较为一致地解释为小儿生机旺盛、发育迅速的生理特点。有人认为纯阳之体理论,是对小儿生理现象中生机蓬勃、发育迅速及体质特点中稚阴稚阳相对不足且以稚阳为主导趋势的"不均衡质"的高度概括。也有人认为"纯阳"二字揭示了在阴平阳秘前提下阳气偏盛的生理状态,同时蕴含着"稚阴稚阳"的学术思想。

纯阳学说争鸣中的互相矛盾、互相冲突、互相补充,推动了中医儿科学的发展,对儿科临床具有一定的指导意义。一方面,小儿时期能适应生理上的不断地向完善和成熟阶段发展,有赖于阳气的生发作用,而小儿脏腑娇嫩、形气未充、易受邪袭,若病中阳气受损,正不胜邪,则邪势嚣张,易传易变,这是导致疾病向重危方面转化的内在因素,临床上应处处以维护阳气为要务。另一方面,小儿生机蓬勃、发育迅速及脏腑娇嫩、形气未充的生理特点决定了其发病易出现阳、热、实证,治疗多应选用清凉之剂,慎用苦寒攻伐之品。最后,小儿为"纯阳之体",生机蓬勃,活力充沛,患病后亦有易于康复的一面。明代张景岳《景岳全书·小儿则》指出,小儿"脏气清灵,随拨随应。但能确得其本而撮取之,则一药可愈;非若男妇损伤、积痼痴顽者之比"。充分体现了纯阳学说对儿科疾病的预后亦有重要的指导作用。

第三节 稚阴稚阳学说

"稚阴稚阳"一词首见于清代吴鞠通的《温病条辨·解儿难》书中指出:"古称小儿纯阳,此丹灶家言,谓其未曾破身耳,非盛阳之谓。小儿稚阳未充,稚阴未长也。"这里的"阴",是指体内的精、血、津液物质及筋、肉、骨骼、五脏六腑,四肢百骸;"阳"是指人体的各种生理功能活动。吴鞠通曰:"男子生于七,成于八;故八月生乳牙,少有知识;八岁换食牙,渐开智慧;十六而精通,可以有子;三八二十四岁真牙生而精足,筋骨坚强,可以任事,盖阴长而阳亦充矣。女子生于八,成于七;故七月生乳牙,知提携;七岁换食牙,知识开,不令与男子同席;二七十四而天癸至;三七二十一岁而真牙生,阴始足,阴足而阳充也,命之嫁。小儿岂盛阳者哉!"明确指出小儿出生阴阳已备,但这种"阴""阳"均较幼稚、不成熟,处在不断完善阶段。

稚阴稚阳学说是吴鞠通对历代儿科医家论述的高度概括和进一步完善,稚阴稚阳学说在理论上是"纯阳"学说的发展,其源于《黄帝内经》。《灵枢·逆顺肥瘦》云:"婴儿者,其肉脆,血少,气弱。"钱乙《小儿药证直诀·变蒸》也说:"五脏六腑成而未全……全而未壮。"张景岳《景岳全书·小儿则》认为"小儿元气未充""小儿之真阴未足"。《小儿病源方论·养子十法》说:"小儿一周之内,皮毛、肌肉、筋骨、脑髓、五脏六腑、营卫气血皆未坚固。"《育婴家秘》说:"小儿气血未充,肠胃脆弱……神气怯弱。"以上论述,反映了不同年代对小儿时期脏腑气血、筋脉骨肉均处于幼小的状态,成而未全、全而未壮生理特点的认识。

稚阴稚阳的提出,与长期以来对"纯阳"不同认识进行争鸣有关。清代冯楚瞻《冯氏锦囊秘录》根据小儿肾气未充、天癸未至的生理特点,指出:"天癸者,阴气也,阴气未至,故曰纯阳,原非谓阳气有余之论。"清代余梦塘《保赤存真》云:"真阴有虚,真阳岂有无虚……此又不可徒执纯阳之论也。"并曰:"阴之滋生,赖阳之濡化也……阳可统阴,阴不能统阳。"民国时期《鲆溪医论选》指出:"小儿年幼,阴气未充,故曰纯阳,原非阳气之有余也,特稚阳耳。稚阳之阳,其阳几何?"均说明稚阴稚阳源于纯阳之争,其学说的确立,使中医学从功能和物质的角度,对小儿这一生理特点的认识更加全面。

稚阴稚阳虽主要指的是小儿脏腑娇嫩的生理特点,也指小儿易于发病的体质特点。陈修园《医学三字经》认为小儿"稚阳体,邪易干。"清代石寿棠《医原·儿科论》对稚阴稚阳做了较全面的分析,提出:"小儿春令也,木德也,花之苞,果之萼,稚阳未充,稚阴未长也。稚阳未充,则肌肤疏薄,易于感触;稚阴未长,则脏腑柔嫩,易于传变,易于伤阴。仲阳允为小儿之司命者哉!乃世俗推六气致病之理,未推六气最易化燥之理,并未推小儿稚阳未充,稚阴未长,尤易化燥之理。"稚阳稚阴易于化燥的学术思想是对小儿这一体质特点的进一步完善。

现代对稚阴稚阳学说的认识已趋于统一。一方面,稚阴稚阳反映了小儿脏腑娇嫩、形气未充的生理特点,"肺常不足""脾常不足""肾常虚""心常有余""肝常有余"等常用来概括小儿的五脏生理特点,即"五脏有余不足论",从根本而言,是对小儿稚阴稚阳之体的进一步印证和阐释。另一方面,稚阴稚阳是小儿病理变化的基础,小儿乃稚阴稚阳之体,表现在病理变化上是易感的、复杂的和瞬息万变的,其主要特点表现为发病容易、传变迅速、易虚易实、易寒易热。此外,稚阴稚阳学说也反映了小儿临床辨证施治的基本原则和用药法度,由于小儿乃稚阴稚阳之体,机体柔弱,如草木之方萌,脏气清灵,随拨随应,临证施治时必须辨证准确,施治迅速,用药精当,剂量适宜,否则可影响疾病的发展、变化和转归。因此,"稚阴稚阳"既是小儿的生理特点,又是其病理基础,也是其基础体质的反映,在指导临床辨证施治用药方面颇有理论意义和实用价值。

第四节 少阳学说

少阳学说来源于《黄帝内经》的"阴阳学说"。《素问·阴阳离合论》云:"厥阴之表,名曰少阳,少阳根起于窍阴,名曰阴中之少阳。是故三阳之离合也,太阳为开,阳明为阖,少阳为枢。"《素问·阴阳类论》云:"一阳也,少阳也。"王冰明确地注曰:"阳气未大,故曰少阳。"至明代才出现小儿体禀少阳之说。明代万全《万氏家藏育婴秘诀·五脏证治总论》云:"春乃少阳之气,万物之所以发生者也。小儿初生曰芽儿者,谓如草木之芽,受气初生,其气方盛,亦少阳之气方长未已。"

后世医家对少阳学说内涵的阐释,主要包含以下内容。

1. 少阳主小儿的生长发育

《灵枢·本输》说:"少阳属肾。"肾者真阴真阳之所宅,主骨生髓,故小儿的生长根本在于肾。《素问·上古天真论》说:"女子七岁,肾气盛,齿更发长;二七而天癸至,任脉通,太冲脉盛,月事以时下,故有子;三七肾气平均,故真牙生而长极……丈夫八岁,肾气实,发长齿更;二八肾气盛,天癸至,精气溢泻,阴阳和,故能有子;三八肾气平均,筋骨劲强,故真牙生而长极。"因此说,少阳主小儿的生长发育。小儿在生长发育过程中,无论在机体的形态结构方面,还是各种生理功能活动方面,都在迅速地、不断地向着成熟方面发展。

2. 强调了小儿阳气偏旺的特点

张锡纯在《医学衷中参西录·小儿痉病治法》中云:"小儿为少阳之体。"小儿自初离母体,就开始了自身阴阳平衡的生长发育过程。在这个过程中,阳气始终占主导地位,阳气不断生发,阴液随之不断滋生,处于"阳生阴长"的不断变化中。年龄越小,生长发育越快,因此,阳气占主导地位的阴阳动态平衡,是小儿生长发育的原动力。少阳在脏象征肝,在腑象征胆,在人体象征少火,是人体生生不息的生命之源。此即《素问·阴阳应象大论》所云"少火生气"之意。少火实乃少阳。小儿体禀少阳,阳气偏旺有利于由不完善到完善,由不成熟到成熟的成长过程,少阳学说所强调的小儿阳气偏旺的特点,表现在"阳常有余""肝常有余""心常有余"诸方面。《幼科发挥·五脏虚实补泻之法》曰:"肝常有余……盖肝乃少阳之气,儿之初生,如木方萌,乃少阳生长气,以渐而壮,故有余也。"小儿由于体禀"少阳",故患病后以热证为多,易动肝风而现抽搐,易扰心神而怯弱,易耗津液而伤阴,易寒易热,易虚易实,易出现寒热虚实夹杂的状态。

3. 少阳主枢

"少阳为枢"源于《素问·阴阳离合论》:"厥阴之表,名曰少阳,少阳根起于窍阴,名曰阴中之少阳。是故三阳之离合也,太阳为开,阳明为阖,少阳为枢。"少阳主枢有两层含义:一是指少阳是人体物质及气机升降的通路,二是指少阳是人体物质及气机升降出入的动力,其为表里出入、阴阳虚实、上下升降之枢。少阳主枢,是气机的调节枢纽器,是一种螺旋式上升,不断生长变化的过程,不是简单意义上的气机平衡。"少阳主枢"体现了小儿"阴阳平衡"呈动态性变化,形体与智慧的发育集中表现在"变"的生理特点,也体现了小儿易发病、易于发热、患病后"传变迅速"、易趋康复的病理特点。因此,"少阳为枢"是"少阳学说的核心理论。

总之,少阳学说既弥补了"纯阳学说"对小儿阴阳二气稚嫩不足的阐述,又避免了"稚阴稚阳"学说对小儿生机蓬勃、发育迅速,生机活力充沛的生理特点及发病容易、传变迅速的病理特点的忽略。因此,可以说少阳学说是纯阳学说和稚阴稚阳学说的概括与补充,有其合理的内涵。

第五节 变蒸学说

小儿变蒸之说,始于西晋王叔和《脉经》,至隋代巢元方《诸病源候论》一书列变蒸专候予以详细讨论,变蒸学说遂初步形成。此后,经历代医家的探索和实践,变蒸学说不断丰富,明清时期已成为中医儿科基础理论的重要组成部分。所谓"变蒸",变者,变其情智,发其聪明;蒸者,蒸其血脉,长其百骸,属于生理现象。变蒸的日数,一般认为是由出生之日算起,32日为一变,64日再变,变且蒸,即两变一蒸,合320日为十变五小蒸。小蒸之后,又64日一大蒸,大蒸后,又64日复大蒸,复大蒸后,又128日再复大蒸,计256日三大蒸。至此,小蒸320日,大蒸256日,共计576日,约1岁7个月,变蒸完毕。小儿在变蒸过程中,不仅形体不断地成长,脏腑功能也不断地成熟完善,因而形成了小儿形与神之间的协调发展。

历代医家对变蒸的论述较多,争议也很大。巢元方《诸病源候论·小儿杂病诸候·变蒸候》说:"小儿变蒸者,以长血气也。变者上气,蒸者体热。变蒸有轻重,其轻者,体热而微惊,耳冷髋亦冷,上唇头白泡起,如死鱼目珠子,微汗出,而近者五日而歇,远者八九日乃歇;其重者体壮热而脉乱,或汗或不汗,不欲食,食辄吐哯,无所苦也。变蒸之时,目白睛微赤,黑睛微白,亦无所苦。蒸毕,自明了矣。"孙思邈《备急千金要方·少小婴孺方》进一步肯定此说。可见以上诸家均认为变蒸是小儿生长过程中的一种生理现象,有一定的时间与周期性,若不兼夹外感食积等病,可不必治疗,均能自解。变蒸之后,小儿脏腑、情志较前又成长了一步。钱乙、薛己、万全、李梴也都宗此说。

有些医家虽认为小儿确有"变蒸",但不能拘泥于计日而算,按五行顺蒸变,如张山雷在《小儿药证直诀笺正·变蒸》中说:"古人计日而算,太觉呆板,万不可泥。"主张以体质强弱来分析判断变蒸的轻重。叶天士在《临证指南·幼科要略》中说:"小儿发热,最多变蒸之热,头绪烦,不能载,详于巢氏病源,然春温夏热秋凉冬寒四季中伤为病,当按时论治。"主张从辨证中予以鉴别。

也有些医家对变蒸持否定态度。如明代张景岳在《景岳全书·小儿则·变蒸》中说:"凡属违和,则不因外感必以内伤;初未闻有无因而病者,岂真变蒸之谓耶。又见保护得宜,而自生至长,毫无疾痛者不少,抑又何也?"清代陈复正也支持这一见解,他在《幼幼集成·变蒸辨》中说:"余临证四十余载,从未见一儿依期作热而变者,有自生至长,未尝一热者,有生下十朝半月而常多作热者,岂变蒸之谓呼?凡小儿作热,总无一定,不必拘泥,后贤毋执以为实,而以正病作变蒸,迁延时日,误事不少,但依证治疗,自可告全。"他们均从临床未见依期发热,否定变蒸学说,虽然有一定道理,但有以偏概全之不足。

近年来研究认为,变蒸学说的合理内核是总结出了婴幼儿生长发育是一个连续不断的变化过程,且有一定的周期性显著变化的特点。在生长发育过程中,形与神是相应发育、同步发展的;变蒸周期是逐步延长的,年龄越小,变化越快,随着年龄增长而逐步减缓。一定年龄即576日后小儿生长发育趋于平稳,变蒸也随之消失。变蒸学说揭示的婴幼儿生长发育规律是符合实际的,对于我们认识小儿生长发育特点,研究儿童生长发育规律有重要的借鉴价值。

美国儿科专家盖泽尔(Gesell)通过对大样本小儿活动的连续摄像观察分析,提出了盖泽尔发育进程表(Gesell development schedules,GSCH),认为每4周为一个阶段,不同周龄阶段小儿的运动、适应、语言、个人-社会四个方面显示出飞跃发展,由此提出了"枢组龄(keyage)"的概念。"变蒸"与"枢纽龄"学说的内容相似,只是由于两者的研究观察对象不同,"变蒸"观察的是中国古代儿童,"枢纽龄"观察的是美国现代儿童,因而所观察到的显著性变化基本周期有差别,但两者所阐述的小儿生长发育呈阶段性显著变化的规律是基本一致的。

总之,变蒸学说是古代医家在长期观察和临床实践的基础上,总结出的小儿生长发育过程的一般规律。但限于历史条件和认识水平,变蒸之说,有可能包括了部分临床症状轻微、预后良好的儿科疾病在内(如功能性低热、低热综合征、新生儿脱水热、暑热证等),同时,也不可避免地夹杂有某些形而上学的成分,应注意辨别。

第六节　三有余四不足学说

明代儿科医家万全,在总结前人经验和长期临床实践的基础上,进一步完善了小儿的生理与病理理论,提出了"三有余四不足"学说。其根据钱乙的五脏虚实证治,提出小儿"肝常有余,脾常不足;肾常虚;心常有余,肺常不足"。又在朱丹溪理论的影响下,提出"阳常有余,阴常不足"的观点。

万全"五脏有余不足论"的观点是对钱乙提出的小儿"五脏六腑,成而未全,全而未壮"理论的进一步发展。"肝属木,旺于春,春乃少阳之气,万物之所资以发生者也。儿之初生曰芽儿者,谓如木之芽,受气初生,其气方盛,亦少阳之气,方长而未已,故曰肝有余。乃阳自然有余也",故肝常有余。"脾司土气,儿之初生,所饮食者乳耳。水谷未入,脾未用事,其气尚弱,故不足。不足者,乃谷气之自然不足也",故脾常不足。心常有余是因"心属火,旺于夏,谓壮火之气也"。肺常不足乃缘"肺为娇脏,难调而易伤也"。肾常不足是由于"肾主虚者,此父母有生之后,禀气不足之谓也"。此所谓"有余""不足"者,非经云虚实之谓,而是指小儿的"本脏之气"。万全指出,"水为阴,火为阳,一水不胜二火,此阳常有余,阴常不足,肾之本虚也"。万全"不足有余论"说明小儿既有生机蓬勃、发育迅速的一面,又有脏腑娇嫩、形气未充的一面,同时也进一步充实了小儿"易虚易实,易寒易热"的病理特征,为指导儿科临床治疗,提供了系统的理论依据。

后世医家对"三有余四不足"学说虽有不少争议,但大多还是认同的。

如明代虞抟《医学正传·小儿科》提出："夫小儿八岁以前曰纯阳,盖其真水未旺,心火已炎。故肺经受制而无以平木,故肝常有余,而脾土常不足也。"清代喻嘉言《寓意草·辨袁仲卿小男死证再生奇验并详诲门人》云："盖小儿初生,以及童幼,肌肉、筋骨、脏腑、血脉俱未充长,阳则有余,阴则不足。"叶天士在《临证指南·幼科要略》中也说："再论幼稚,阳气有余,阴未充长。"也有医家对此持不同观点,如张景岳指出："丹溪但知精血皆属阴,故曰阴常不足,而不知所以生精血者,先由此阳气,倘精血之不足,安能阳气之有余……"

"三有余四不足"学说虽主要是对小儿生理特点的论述,但也进一步说明了小儿的病理特征,对小儿的护理和疾病防治具有指导意义。如心、肝有余,小儿感邪后易从热化,同时神气怯弱,邪易内陷心包,导致心火上炎,肝风心火交相煽动,耗伤真阴,使筋脉失养而动风。万全说："肝主风,小儿病则有热,热则生风。"意即风证多由火热所致。临证多见壮热、惊悸、抽搐、昏迷,甚至角弓反张等"有余"之症。同时肝病每能影响其他脏腑,发生乘土、刑金、冲心、耗肾之病变,出现吐泻、夜啼等病证。由此可见"心常有余""肝常有余"是儿科疾病向"易实"衍化的病理基础之一。小儿脾常不足,易被饥饱寒热所伤,万全云："饱则伤胃,饥则伤脾,热则伤胃,寒则伤脾。"同时"幼儿无知,口腹是贪,父母娇爱,纵其所欲,是以脾胃之病视大人犹多也"。小儿肺常不足,全而未壮,易为邪气痰浊和异物所伤。肌肤娇嫩,藩篱疏薄,则邪气易从肌表而入,使娇脏受伤。小儿脾常不足,湿邪内生亦可伤肺。故万全云："天地之寒热伤人也,感则肺先受之。"肾之精气是人体生命活动的根基,小儿处于生长发育的时期,肾之精气相对不足,发生病变也多以禀赋不足之病为特征。故万全曰："肾主虚无实""肾者,元气之主"。肾虚则为禀赋不足之病。鉴于此,万全告诫医生："小儿脾常不足,肝常有余,肾主虚,亦不足也。故小儿之病,惊风属肝,疳痨属脾,胎气不足属肾。上医治病,必先所属而预防之。故曰:'不治已病治未病'。"此外,小儿生长发育旺盛,生机蓬勃,每时每刻处于不断向上变化之中,需要不断补充水谷精微,虽阴常感不足,但小儿阳气旺盛,虽易患病,亦易康复。

现代医家根据小儿三有余四不足的特点提出了一些疾病的防治理论,如王烈教授根据小儿肺脾肾常不足的特点提出的哮喘"苗期"理论,对临床具有较大的指导意义。

总之,"三有余四不足学说"对儿科临床具有较大的指导意义,深刻认识小儿这些生理病理特点,有利于我们更好地做好小儿预防保健及疾病防治工作。

第七节 五脏辨证学说

五脏辨证学说是钱乙在《黄帝内经》《难经》《金匮要略》《中藏经》《千金方》等脏腑分证的基础上,提出的儿科辨证纲领。主要是以五脏为基础,以证候为依据,以虚、实、寒、热为论治准则,并将"风、惊、困、喘、虚"归纳于肝、心、脾、肺、肾五脏的主要证候特点。用虚、实、寒、热来判断脏腑的病理变化,用五行来阐述五脏之间及五脏与气候时令之间的相互关系,判断其预后,制定五脏补泻治疗法则,指导临床遣方用药。如心热用导赤散,肝热用泻青丸,脾热用泻黄散,肾虚用六味地黄丸,脾虚用益黄散等。这种辨证方法以五脏辨证作为第一层次辨证,然后以虚实辨证作为第二层次辨证,兼证辨证作为第三层次辨证,使五脏辨证方法系统而完整,同时执简驭繁,提纲挈领,提高了儿科辨证论治的水平和临床疗效,成为中医儿科临床辨证中最为重要的内容。

钱乙五脏辨证学说,对后世的影响极其深远。张元素所创立的脏腑辨证学说也受其影响。明代医家鲁伯嗣在其所著《婴童百问》中"五脏病证第七问""五脏所主第六问",设问直接引用钱乙《小儿药证直诀》有关内容,并进一步完善钱乙五脏辨证思想。万全则在所著《万氏家藏育婴秘诀》中对五脏辨证作了进一步阐述,其书"卷一"之中,以五脏分类,从各脏生理病理特点出发,开宗明义,示人以规矩。如"五脏平和,则病不生。或寒暑之违和,或饮食之失节,则风伤肝,暑伤心,寒伤肺,湿伤肾,饮食伤脾,而病生矣。语其色,则肝青,心赤,脾黄,肺白,肾黑也。语其脉,则肝弦,心洪,脾缓,肺毛,肾沉也。语其证,则肝主风,心主惊,脾主困,肺主喘,肾主虚也。语其治,则心、肺、脾三脏有补有泻,肝则有泻无补,肾则有补无泻也"。其所著《幼科发挥》更是以钱乙"小儿五脏主病"理论为基础,以五脏为纲,病证为目,用五脏各自主病、兼证、所生病分别统领具体病证。这种五脏分证方法,提纲挈领,条目清晰,适于临床运用,便于后人学习掌握。

钱乙的小儿五脏辨证学说已成为中医儿科的重要辨证论治内容,临床运用该学说治疗小儿疾病时有报道,现行高校教材《中医儿科学》的多种版本中均可见到与之相关的内容。《中医诊断学》(1987年)中云:"脏腑辨证……是临床各科特别是内伤病的诊断基础,是辨证体系中的重要组成部分。"《中医各家学说》则说:"易水学派的开山祖张元素……形成了以脏腑议病说为中心而较为完整的学术理论体系,五脏辨证学说追溯其学术渊源,乃是远绍《灵枢》《金匮要略》和《中藏经》之旨,近承钱乙《小儿药证直诀》中'五脏辨证'之义"。可见五脏辨证学说对后世之深远影响和学术价值。

第八节 温补学说

温补学说是认为小儿是稚阴稚阳之体,力倡固养小儿元阳,擅用温阳扶正的学术观点。强调阳气在人体的重要地位,尤其是小儿处于生长发育时期,更赖阳气之温煦,必须时时处处注意固护。温补学说是中医儿科各家学说的重要组成部分。

一、学说源流

早在《素问·生气通天论》中就说"阳气者,若天与日,失其所则折寿而不彰,故天运当以日光明""阴阳之要,阳密乃固"之论。后世认为人有阳,如天之有日,日不明则天昏地暗;阳不固则人寿夭折;阳气固秘,阴精才能内守。儿科领域的温补学派,由南宋陈文中领衔倡导,当时由于痘疹等传染病流行,严重威胁小儿生命。陈文中对钱乙用寒凉药治疗痘疹提出异议,认为天地万物遇春而生发,至夏而长成,痘疹之病,脏腑调和则血气充实,自然易生易靥,若妄投寒凉之剂,恐冷气内攻,湿损脾胃,以致腹胀喘闷、寒战啮牙而难治。在用药的性味上,认为药性温则固养元阳,凉则败伤真气。故秉承《太平惠民和剂局方》之论,创桂枝、附子、丁香等燥热之方剂,治疗痘疹由于阴盛阳虚而出迟倒塌者。同时,他在论治儿科内伤杂病时亦重视扶助阳气,如钱乙治肾虚去金匮肾气丸之附桂而为地黄丸,陈氏复其原貌成八味地黄丸以温壮元阳。

嗣后,各家论述范围不断扩展,涉及儿科外感疾病及内伤杂病诸多方面。如明代薛铠、薛己主张温补小儿脾肾,以治本为第一要义而慎用寒凉。《保婴撮要·脾脏》为脾病立方,寒水侮土用益黄散,脾土虚寒用干姜理中汤,脾土虚弱用人参理中汤,脾肺气虚用五味异功散加防风、升麻等。常用补中益气汤与地黄丸合用治疗小儿病,脾肾并重,重视甘温。万全在《片玉心书·小儿治法》说:"小儿纯阳之体,阴阳不可偏伤。"张介宾提出小儿"阳非有余,真阴不足"之说,提出"培补方是保赤之主。"清代夏禹铸倡灯火疗法治疗小儿脐风;陈复正《幼幼集成·初生护持》指出:"斯能补救当代赤子元气于后天,便亦培植后代赤子元气于先天,而寿世于无疆矣。"其治疗百晬嗽用大剂人参,"半岁乳子,而用六两之参,起沉于万难之日",处处顾护小儿元气。庄一夔专论慢惊用温补,认为其病机是"脾肾虚寒,孤阳外越,元气无根,阴寒至极,风之所由动也。治宜先用辛热,再加温补",用参、术以救胃气,姜、桂、杞等药以救肾气,方用逐寒荡惊汤冲开寒痰,再用加味理中地黄汤温补气血脾肾。吴鞠通《温病条辨·解儿难》说:"儿科用苦寒,最伐生生之气""小儿之火,惟壮火可减,若少火则所赖以生者,何可恣用苦寒以清之哉!"近代温补学派的代表人物是民国上海儿科名医徐小圃,他提出扶阳抑阴、燥湿固中的治疗方法,以扶正祛邪,使阳气得以固守而危重之证得以转危为安。如夏季热这样的热证,他创立温下清上汤,黄连与附子并用,可见其注重温补之一斑。现代则将温补法广泛应用于多种儿科疾病,无论外感之风寒、内伤之虚寒,均采用温热方药治疗。

二、基本内容

小儿时期阴阳之气均较稚嫩,尤以肺、脾、肾三脏最为突出,而阳气是人身之大宝,无阳则阴无以生。徐小圃认为:"小儿阴为体,阳为用,阳气在生理状态下是全身的动力,在病理状态下又是抗病的主力,而在儿科尤为重要。"因此,必须时时处处加以固护。一旦受损,外邪易袭,饮食易伤。外感时疫疾病的病程,正是阳气奋起抗邪的过程,治疗重在扶助阳气以祛除邪毒,若恣用寒凉、妄加消导,正气易伤,阳气易损。只有固护阳气,抗邪外出,才能使气血、营卫调和,客邪易散,正气易复。尤其是在素体阳虚,胎元之气屡弱,生命活力低下,病情迁延,失治误治,阳气耗损,甚至急性热病阳气虚衰之际,早用温补药物救治尤为重要。

三、临床意义

外感初起,风寒郁于肌表,虽身壮热,但无汗泄,此时正气尚盛,多用辛温之剂开宣肺卫腠理,使邪气从汗而泄,正气乃复。若正气不支,邪陷肺闭心阳虚衰,需用温振心阳之法以扶正祛邪。久泻婴儿脾伤及肾,气阳不足,命火式微,当温补脾肾,助火生土,可用干姜、桂枝、附子、肉豆蔻、人参、黄芪。若正气将溃,生命垂危之重证及各种坏证病例,运用温补学说的理法方药更可以力挽危急。如用温振心阳法治疗麻疹肺炎喘嗽合并心力衰竭,温运脾阳、温脾燥湿法治疗脾阳不振、虚寒泄泻,温阳建中治胃炎,温壮元阳治胎怯,温阳固脬治尿频,温卫和营治反复呼吸道感染,温阳化湿治久热等,足见温补学说应用之广泛。

第九节　折衷学说

折衷学说将儿科的寒温、补泻学说兼收并蓄,折中其间的医学观点。儿科领域里有些医家主张寒凉,也有些医家主张温补。由于钱乙强调了小儿易虚易实、易寒易热之病理特点,认为小儿"脾虚不受寒温,服寒则生冷,服温则生热。"故儿科范围内的寒温补泻学说,不如他科之偏执,而在明清时期逐渐形成了折衷学说。

一、学说源流

元代朱震亨是折衷学说的先驱,他对钱乙用抱龙丸、百祥丸、生犀散等寒凉之品治疗痘疹,以及陈文中用桂枝、附子、丁香等温燥之品治疗痘疹,折中其间,用解毒、发表、和中三者兼用,创立了治痘之另一法门。嗣后,明代万全《幼科发挥·小儿正诀指南赋》认为"大抵小儿易为虚实,调理但取其平,补泻无过其剂。"用药较为平和。清代秦昌遇《幼科折衷·凡例》因虑"幼科诸书,非偏寒偏热之误,便喜补喜泻之殊,予故僭而折衷之。"遂以"幼科折衷"名书,可谓儿科折衷学说中具有代表性的医家之一。清代沈金鳌《幼科释谜·凡例》说:"古人治幼儿,或专攻、或专补、或专凉、或专热,皆有偏处。是书宗旨——以中和当病为归,不敢偏于攻补凉热。"主张折中其间。

二、基本内容

小儿为稚阴稚阳之体,阴阳二气均较稚弱,患病之后虚实寒热的变化较成人为快,法当攻不伤正,补不留邪,热不动火,寒不损阳。万全《幼科发挥·小儿正诀指南赋》说:"辛热走气以耗阴,苦寒败阳而损胃。"《万氏秘传片玉心书·胎毒门》说:"小儿月内,肠胃甚脆,气血未充,若有微疾,不可妄施补泻,恐脏腑一伤,将贻患终身,或至夭命矣,可不戒哉!如不得已而用汤丸,毋伐天和,中病即止,又不可过剂也。"

三、临床意义

折衷学说指导临床中一定要把握小儿易虚易实、易寒易热的体质特点,治疗时寒、热、补、泻不宜偏颇,要做到补不壅滞,泻不伤正,温不生火,寒不伤阳。用药要慎之又慎,尤其是药性猛烈之品更要小心谨慎,不可偏颇。这种既能兼收并蓄,采众家之长,又能扬长避短,切合小儿生理病理特点的学说,对儿科来说更为平正和实用。

第十节 脾胃学说

脾胃学说是研究脾胃的生理病理特点,注重脾胃功能的健全,强调固护小儿脾胃在防治疾病中作用的医学理论,是中医学中脏腑病机理论的重要组成部分。脾胃提供了小儿生长发育的物质基础,脾胃健全与否,是儿童五脏安和、疾病预防、病后康复的关键,因而临床当时时注重调理脾胃。儿科学上的脾胃学说正是围绕这个"后天之本"展开的。

一、学说源流

脾胃学说源于《黄帝内经》,后《难经》《伤寒论》《金匮要略》等均有发展,但大多以成人立论。而钱乙则承上启下,将《黄帝内经》及宋以前的脾胃学说,首先运用于儿科,对小儿脾胃的生理、病理及辨证论治的选用等方面,有许多精辟的论述及独到的见解,对后世儿科学的发展及李东垣的脾胃学说理论启示甚大。钱乙在《小儿药证直诀·五脏所主》中说:"脾主困。实则困睡,身热,饮水;虚则吐泻,生风。"《小儿药证直诀·腹中有癖》中指出:"脾胃虚衰,四肢不举,诸邪遂生。"认为脾胃失调是导致小儿多种疾病的重要原因,不但把虚羸、积滞、疳证、伤食、吐泻、腹胀、慢惊、虫证等病都从脾胃论治,而且认为疮疹、咳嗽、黄疸、水肿病、夜啼等病也与脾胃相关,也可以从脾胃论治。如诸疳"皆脾胃病,亡津液之所作也",腹胀由"脾胃虚,气攻作也",咳嗽若"痰盛者,先实脾",水肿病是"脾胃虚而不能制肾"等。钱乙往往采用先调治其脾胃,使中气恢复后再治其本病;或先攻下后再补脾;或补脾以益肺、滋肾等,如"小儿虚不能食,当补脾,候饮食如故,即泻肺经,病必愈矣""实食在内,乃可下之,毕,补脾必愈"等。钱乙注重调治小儿脾胃的学术思想,对后世李东垣的脾胃学说有深刻的影响。

明代万全明确提出小儿"脾常不足"之说,特别重视饮食调节对脾胃的重要性,提出节戒饮食也是小儿防病的重要手段,《幼科发挥》中指出"胃者主纳受,脾者主运化,脾胃壮实,四肢安宁,脾胃虚弱,百病蜂起。故调理脾胃者,医中之王道也;节戒饮食者,却病之良方也""如五脏有病,或补或泻,慎勿犯胃气",即治疗"首重保护胃气"。因为小儿脾胃薄弱易于伤积,乳食伤胃则为呕吐,乳食伤脾则为泄泻,其病机皆为"脾主困",所以治疗上"重在助运,贵在中和",偏寒偏热之剂不可多服,以免妄伐后天之本。

李中梓《医宗必读·肾为先天本脾为后天本论》从小儿脾胃特点出发,阐述了"脾为后天之本"的著名论点:"盖婴儿既生,一日不再食则饥,七日不食则胃肠涸绝而死。经云:'安谷则昌,绝谷则亡',犹兵家之饷道也,饷道一绝,万众立散,胃气一败,百药难施。一有此身,必资谷气,谷入于胃,洒陈于六腑而气至,和调于五脏而血生,而人资之以为生者也,故曰:后天之本在脾。"

清代叶天士在《脾胃论》的基础上,进一步阐发了脾胃升降并创立了胃阴学说,既重视脾升,又重视胃降,善用甘平或甘凉濡润以养胃阴,适用于脾阴不足、胃有燥火之证,使脾胃分治之说更为彰明。现代江育仁则在钱乙"脾主困"的学术思想基础上提出了"脾健不在补贵在运"的观点。运脾的作用在于解除脾困,舒展脾气,恢复脾运,达到脾升胃降,脾健胃纳,生化正常的目的。

二、基本内容

脾胃学说强调人以胃气为本,有胃气则生,无胃气则死。脾胃是人体气血生化之源。元气的充沛,脏腑的健壮与脾胃功能是否健全息息相关。《金匮要略·脏腑经络先后病脉证并治第一》指出"四季脾旺不受邪",脾胃之气既伤,则元气不能充,疾病之由生。钱乙在《小儿药证直诀·诸疳》中提出"诸疳……皆脾胃病,亡津液之所作也",可见脾胃失调则百病丛生。脾胃健全与否在儿科发病学及治疗学上至关重要。因此,重视和善于调治小儿脾胃,是脾胃学说的特色所在,而这种学说的形成又与脾胃在小儿时期重要的生理作用及脾胃病在儿科临床上有较高的发病率密切相关。

1. 钱乙"脾主困"理论

宋代钱乙云:"脾主困,实则困睡、身热饮水,虚则吐泻生风"。脾主困的学术思想是基于《素问·脏气法时论》中"脾病者,身重善饥,肉痿,足不收,行善瘛,脚下痛;虚则腹满肠鸣,飧泄食不化"的论述提出的。"脾主困"作为病理特点,与"脾主运化"的生理特点是对应的。在临床上,脾胃失健有虚实两个方面,实证包括食滞内阻、脾为湿困、升降失常等;虚证包括脾胃虚弱、运化失司。故治脾尤其是补脾强调助运,强调气机的升运。钱乙"脾主困"的学术思想对脾胃学说的形成影响很大。后世李东垣论脾胃,重视脾胃的升降、脾胃的阳气;叶天士主张"脾宜升则健,胃宜降则和",也是从调整气机的角度来健运脾胃,解除脾困。基于脾主困,钱乙确立了许多脾胃治法,在治疗脾胃时特别强调助其运化,即使脾胃虚弱者,也是注重运脾。钱乙创制的补脾方剂有一共同的立意,即重视运脾,不一味壅补。如益黄散,又名补脾散,虽曰"补脾",但方中陈皮、丁香、诃子、青皮、甘草无一味补脾之品;白术散是钱乙用之甚广的补脾方剂,方中以四君补脾,葛根、藿香、木香行气助运,而葛根、藿香之用,更增一层深意——脾的运化,重在脾阳的升运,葛根、藿香有鼓舞升阳之功,所以能治疗"脾胃久虚"吐泻、烦渴、发热等病证。温阳升运以补脾益气的治疗法则,在脾胃学说中占有突出的地位,对后世影响很大。

2. 李东垣脾胃内伤学说

李东垣提出"内伤脾胃,百病由生",该论点是从元气与胃气的关系中推论出的。他认为胃气是元气之本,元气是健康之本,脾胃伤则元气衰,元气衰则百病由生。这也是其脾胃学说的基本观点。《脾胃论·脾胃虚则九窍不通论》中指出:"真气又名元气、乃先身生之精气也,非胃气不能滋之。"李东垣还大量引用《黄帝内经》的有关原文反复阐述脾胃对元气的重要作用,特别强调胃气的作用,甚至认为胃气即元气。李东垣十分重视阴阳升降的理论,并将之应用于临床,认为人体的生命活动从根本上讲是元气的升降出入运动,脾胃居中州,是精气升降运动的枢纽。强调升阳,认为脾气升发处主导地位,居主要矛盾。只有脾气升发,水谷之气才能上行,阴火才不致上乘,元气才会充沛,人体才能健康无病。他在治疗上更侧重于升的一面,如补中益气汤、升阳益胃汤、黄芪人参汤、调中益气汤、补脾胃泻阴火升阳汤、消暑益气汤等,均以补脾升阳为主。李东垣根据《素问·至真要大论》"损者益之,劳者温之""热因热用"之旨,结合自己的医疗实践和经验,认为治疗内伤虚热证当以"辛甘温之剂,补其中而升其阳,甘寒以泻其火则愈"。此即后世所说的"甘温除热法",补中益气汤为代表方剂。

3. 万全小儿脾常不足论

明代万全对小儿脾胃生理病理有重大发现,将朱丹溪的"肝常有余、脾常不足"学说应用于小儿,并作为小儿脏腑特点加以阐发。万氏认为小儿脾常不足乃其"本脏之气"。小儿处于生长发育阶段,对水谷精微的需要迫切,但是小儿脏腑娇嫩,脾胃亦尚未健全,小儿"脾常不足"即是指脾胃的这种生理状态,这种状态又是造成脾胃失调产生疾病的内在因素。万氏在《万氏家藏育婴秘诀》中指出:"儿之初生,脾薄而弱,乳食易伤,故曰脾常不足也。"这是小儿脾常不足所包含的另一层意义。万氏不仅继承了钱乙"脾主困"理论而且有所发挥。《万氏家藏育婴秘诀》说:"脾属土,其体静,故脾病喜困。"《幼科发挥》说:"钱氏曰:脾主困,谓疲倦也。吐泻久则生风,饮食伤则成疳,易至疲倦也。此与肾主虚同。"从这两段文字可以看出,前者从脾的属性来说明脾多困病,包含病证上的困顿和病机上的脾困不运;后者则明确指出脾困既有实证,又有虚证,而最终都表现脾困的病理现象。万氏从虚实两方面阐发"脾主困"的含义,是有价值的。小儿脾常不足,一旦因邪实或正虚而影响脾胃生生之气,则出现脾困不运的病理变化,这是符合临床实际的。

4. 李中梓"脾为后天之本"学术观点

明代李中梓在《医宗必读》中阐述了"脾为后天之本"的著名论点,他说:"脾何以为后天之本?盖婴儿既生,一日不食则饥……故曰:后天之本在脾。"李氏主张,治后天之本宜分饮食劳倦。治后天饮食伤者,用枳术丸消而补之;劳倦伤者,用补中益气汤升而补之。李氏学古而不泥古,师众而各取所长,宗张元素、李东垣重视后天,但治脾不胶于升柴。李氏对前人之经验,既能兼收并蓄,又能扬长避短,可谓学贯众家之长,故李中梓的学术思想在我国医学发展史上占有重要地位。

三、临床意义

小儿生机旺盛,发育迅速,但脏腑柔嫩,气血虚弱,脾胃的运化功能尚未健全,形成了与营养需求大而消化负担重之间的矛盾,加之小儿饮食不能自节,生活不能自理,一旦冷热饥饱失度,则脾胃纳运之功能更易紊乱而出现纳呆、吐泻,导致消化不良、营养吸收障碍的积滞、厌食、疳证、泄泻、虫证等脾胃病,所以小儿脾胃病尤多。调治小儿脾胃病时力求攻不伤正,补不碍邪,冷去不热,热去不冷,采用消补兼施、寒热并投、以通为补、力求柔润,以及补脾、运脾的多种治法,以适应小儿脾胃的虚实寒热之变化。脾胃健旺,肺气得养,心血得滋,肾水得制,肝阳得御,五脏得安,则不治咳而咳自愈,不治喘而喘自平,不治肿而水自利,不安神而神自宁。儿科各家学说内容丰富,在小儿生理病理、保健、诊治中均有体现。掌握中医儿科各家学说认识疾病的观点和防治方法,撷取其中精华,综合各家之长,不拘一家之言,应用于现代儿科临床,对于推动中医儿科学术创新与发展发挥了积极作用。同时,更好地通过理论探讨、临床实践和科学研究,对于古代的儿科各家学说去粗取精,明确其学术精华,阐述其科学本质,确认其现代临床适用范畴,并进而提出新的学说,是今后对于中医儿科各家学说研究的重要任务。

近年来,探讨历代著名医家脾胃学说的论文时有发表,将脾胃学说应用于儿科临床的报道几乎涉及肺系、脾系、肾系、心肝系等各系统疾病。

1. 脾胃学说与肺系疾病

肺系病常有咳嗽、咳痰、气喘等症状,这些症状的产生与脾胃关系密切。中医认为五行之中,脾为肺母。生理上,"脾气散精,上归于肺"(《素问·经脉别论》);病理上,"脾胃虚,肺最受病"(《脾胃论》)。且有"脾为生痰之源,肺为贮痰之器"之说。喘是小儿肺系常见疾病,常反复发作,病情顽固。哮喘患儿常有脾胃功能失调,对小儿哮喘应特别注意调理脾胃。根据"喘气之证,多因脾肺气虚,腠理不密,外邪所乘,真气虚而邪气实者多"的理论,哮喘缓解期的治疗,多投以人参五味子汤或六君子汤等补气健脾以治本,肺脾两旺,则内无痰饮留伏,外无诱因干扰,可达到哮喘的根治。此外,肺系疾病中慢性咳嗽、反复呼吸道感染等也多从调理脾胃入手治疗。

2. 脾胃学说与脾胃系疾病

在脾胃系疾病中,常见的有积滞、腹痛、泄泻、呕吐等症状,这些症状的发生与脾胃关系最为密切。因为脾胃同主水谷,主受纳和运化水谷。脾主运化,胃主受纳,共同完成饮食的消化、吸收,以及水谷精气的输布,从而滋养全身,故称脾胃为"后天之本"。当脾失健运时则出现积滞、厌食、泄泻等病证,胃失和降则出现胃痛、呕吐、呃逆等病证,脾胃病日久,影响生长发育则为疳积。疳证颇似西医学的营养不良,多因小儿脾胃虚损,运化失宜,水谷精微长期吸收障碍所致。《小儿药证直诀·诸疳》说"诸疳皆脾胃病",《小儿卫生总微论方·五疳》说"小儿疳者,因脾脏虚损,津液消亡",说明疳证与脾虚的关系甚为密切。疳证初起,以积滞伤脾为主,因脾胃损伤,纳运失常,清气不升,浊气不降,则纳差、腹胀;病久则脾虚气弱,生化乏源,气血两亏而致面黄肌瘦。临床对于疳证的治疗方法虽多,但总以健脾为主,药用鸡内金、白术、山药、陈皮等,使脾胃功能恢复正常。脾胃系疾病如泄泻、厌食、积滞等,也多从调理脾胃入手治疗。常见方剂如七味白术散、参苓白术散、香砂六君子汤、异功散等。营养性贫血是小儿时期常见病,古人说"脾为气血生化之源",临床试验亦证明,健脾药如人参能使贫血患儿的红细胞、血小板、血红蛋白均增加,有治疗再生障碍性贫血和粒细胞减少症的效果。

3. 脾胃学说与肾系疾病

肾系的某些疾病可引起水肿,中医学认为水肿的形成与肺、脾、肾三脏有关。就脾而言,脾能运化水谷,能制水。脾阳不足则气不化水,水失所养则溢入肌肤而成水肿,故有"诸湿肿满,皆属于脾"之说,因而对急性肾小球肾炎、肾病综合征等病有从脾胃治疗,更有脾肾同治者,常有实脾饮、五苓散、苓桂术甘汤、补中益气汤等运用于小儿肾系疾病的报道。

4. 脾胃学说与心肝系疾病

脾胃与心肝系疾病的关系也比较密切。《灵枢·决气》说:"中焦受气取汁,变化而赤,是谓血。"人体气血主要来源于摄入的食物,通过脾胃消化吸收充实到气血之中。心主血脉,心与脾为母子关系,若脾胃气血生化乏源,子病及母可致心血不充,心神失养,引起心悸、胸闷、憋气、乏力及注意力不集中、烦躁多动等症,因此临床中病毒性心肌炎及注意缺陷多动障碍患儿可从心脾论治。小儿"肝常有余、脾常不足"从肝与脾的关系来看,肝属木,主疏泄;脾属土,主运化。这种生理上的特殊性决定了肝木与脾土之间联系紧密。从临床实践来看,小儿心肝系病证受情志影响相对明显,"肝常有余"是影响某些疾病发生发展及治疗转归的重要因素,如抽动障碍、注意缺陷多动障碍等。故临证报道中,多以扶土作为主要治法,治疗诸如慢脾风、夜啼、癫痫、抽动症等疾病。脾胃学说是脏腑学说的重要组成部分。中医学认为脾胃居中焦,上连心、肺,下及肝、肾,是五脏气机升降的枢纽,为五脏治疗提供能源,脾胃健旺则生化有源,五脏安和,百病不生,脾胃失和,则气血不足,脏腑不安。此即李东垣所说:"内伤脾胃,百病由生。"中医"脾胃"具有多功能,它反映着一定组织、器官或系统的生理功能和病理变化,以及一定病理的过程。现代医学研究表明,通过以培补脾胃为主进行治疗后,整个机体的状况都得到了改善,抗病能力增强,人体免疫功能也得了提高。"脾胃"理论已逐渐为现代医家所接受,成为独特的体系并应用于临床实践。

5. 脾胃学说与其他病证

脾具有统摄血液的作用,对诸多具有出血症状的血液病,必须加强脾脏的统血功能。健脾药如人参有收缩毛细血管的作用,可治疗血小板减少性紫癜。补脾益气药如黄芪对治疗缺铁性贫血、再生障碍性贫血、血小板减少性紫癜也有很好的效果,常与人参配伍使用。

第三章
中医儿科临证基础

第一节　小儿生理、病理、病因特点

小儿时期,始终处于不断的生长发育过程中,无论是形体结构、生理功能,还是病因、病理、疾病种类、病情演变等方面,都与成人有着明显不同,因此,不能简单地将小儿视为成人的缩影。历代医家对小儿生理、病理、病因特点论述较多,归纳起来,生理特点主要为脏腑娇嫩,形气未充;生机蓬勃,发育迅速。病理特点主要为发病容易,传变迅速;脏气清灵,易趋康复。病因以外感、食伤、先天因素居多。正确认识并掌握这些特点,对于指导儿童保健和疾病防治具有十分重要的意义。

一、小儿生理特点

小儿与成人有着不同的生理特点,年龄越小,表现越明显。小儿生理特点突出表现在以下两个方面。

(一)脏腑娇嫩,形气未充

脏腑即五脏六腑;娇嫩指小儿发育不成熟、不完善;形是指机体的形体结构,如脏腑经络、四肢百骸、精血津液等;气是指人体的各种生理功能,如肺气、脾气、肾气等;充指充实、完善。脏腑娇嫩,形气未充,是对小儿处于生长发育时期,其机体脏腑的形态尚未成熟、各种生理功能尚未健全现象的概括。《灵枢·逆顺肥瘦》有"婴儿者,其肉脆,血少,气弱",《小儿药证直诀·变蒸》有小儿"五脏六腑,成而未全……全而未壮",《万氏家藏育婴秘诀·幼科发微赋》有小儿"血气未充""肠胃脆薄""精神怯弱"等论述。这些论述充分说明了小儿出生后,机体赖以生存的物质基础虽已形成,但尚未充实和坚固;机体的各种生理功能虽已运转,但尚未成熟和完善。

小儿五脏六腑的形与气皆属不足,需随着年龄的增长,不断充盛、完善和成熟,尤以肺、脾、肾三脏不足更为突出。小儿肺脏娇嫩,卫外未固,外邪每易由表而入;脾常不足,脾胃的运化功能尚未健旺,而因生长发育迅速,对营养物质的需求较成人多,饮食稍有不慎,脾胃易伤肾常虚,表现为肾精未充,肾气不盛,青春期前的女孩无"月事以时下"、男孩无"精气溢泻",婴幼儿二便不能自控或自控能力较弱等。此外,小儿心、肝两脏亦未臻充盛,功能尚不健全。心主血脉、主神明,小儿心气未充、心神怯弱,肝主疏泄、主风,小儿肝气尚未充实、经筋刚柔未济,故脉数,易受惊吓,好动,思维及行为的约束能力较差。

明代医家万全在总结前人经验和长期临床实践的基础上,根据小儿五脏特点提出了"三不足、二有余"的观点,其中"三不足"指:小儿脾常不足,"不足者,乃谷气之自然不足也";肺常不足,"肺为娇脏,难调而易伤也";肾常虚,"肾主虚者,此父母有生之后,禀气不足之谓也"。"二有余"指小儿肝常有余、心常有余,"此有余为生长之气自然之有余""所谓有余不足者,非经云虚实之谓也",亦是对小儿生理特点的描述。如论述肝常有余,"盖肝乃少阳之气,人之初生,如木之方萌,乃少阳生长之气,以渐而壮,故有余也。"论述心常有余,"心亦曰有余者,心属火,旺于夏,所谓壮火之气也"。均是从小儿的生理特点出发,阐明肝、心两脏是其生机旺盛的动力。这些论述丰富了中医儿科学基础理论。

清代医家吴鞠通将小儿生理特点概括为"稚阳未充,稚阴未长"。这里的"阴"指人体的精、血、津液及脏腑、筋骨、脑髓、血脉等有形之物,"阳"指脏腑的各种生理功能活动,"稚"指幼嫩而未臻成熟。稚阴稚阳包括了机体柔嫩、气血未盛、脾胃薄弱、肾气未充、腠理疏松、神气怯弱、筋骨未坚等特点。吴鞠通的稚阴稚阳理论,从阴阳学说方面进一步阐明了小儿时期,无论在形体还是生理功能方面,都处于相对不足的状态,随着年龄的增长逐步趋向成熟、完善。

(二) 生机蓬勃，发育迅速

小儿的机体无论是在形体结构方面，还是在生理功能方面，都在不断地、迅速地向成熟、完善的方向发展，而且年龄越小，这种发育的速度越快，显示出小儿不同于成人的蓬勃生机，这种生机既是促进机体形态增长、功能完善的动力，亦是促进疾病康复的主力。

古人观察到小儿生机盎然的特点，进而提出了"纯阳"之说。所谓"纯阳"是指小儿在生长发育的过程中，表现得生机旺盛，好比旭日之初升、草木之方萌，蒸蒸日上、欣欣向荣，正说明了"生机蓬勃、发育迅速"这一生理特点。《颅囟经·脉法》最早提出："凡孩子三岁以下，呼为纯阳，元气未散。"此后，历代医家对纯阳说的理解与解释不尽一致，多从病理角度进行阐述。如叶天士《幼科要略·总论》说："襁褓小儿，体属纯阳，所患热病最多。"《黄帝素问宣明论方·小儿门》说："大概小儿病者纯阳，热多冷少也。"指出小儿一旦患病，病邪易从热化，故临床小儿热性病最多。当代医家多遵从《颅囟经·脉法》原文，并结合小儿的生长发育过程，从小儿生理方面去认识，理解为小儿生命活动旺盛，不断地由形气未充向着体格、智力及脏腑功能活动的完善和成熟迅速发展的生理特点。

"稚阴稚阳"和"纯阳"学说概括了小儿生理特点的两个方面。"稚阴稚阳"学说论述小儿脏腑的形态、功能均较幼稚不足；"纯阳"学说概括小儿在生长发育、阳充阴长的过程中，表现出生机旺盛、发育迅速、欣欣向荣的生理现象。两个学说也为阐明小儿病因病理特点、指导临床诊疗，提供了重要的理论依据。"三不足、二有余"学说则是对小儿生理特点的具体描述，有助于更好地理解小儿生理特点。

二、小儿病理特点

由于小儿具有不同于成人的生理特点，在发病情况、疾病种类及病情演变与转归上与成人亦有差异，具体表现在以下两个方面。

(一) 发病容易，传变迅速

小儿发病容易、传变迅速的病理特点是由其生理特点所决定的。脏腑、阴阳稚弱，形气未充，"脏腑薄，藩篱疏，易于传变；肌肤嫩，神气怯，易于感触"(《温病条辨·解儿难》),因而,小儿适应外界环境、抵御外邪入侵及其他各种病因的能力均较成人低下,易于感受外邪及为饮食、药物等所伤,较成人容易发病,且一旦发病,较成人病情多变而传变迅速。所以,小儿需要加倍精心保育调护,方能减少疾病发生。

小儿易发疾病,除先天禀赋及与胎产护理有关的病证外,常见病、多发病突出表现在肺、脾、肾系疾病和传染病等方面。

肺为娇脏,主一身之气、开窍于鼻、司呼吸、外合皮毛。小儿肺脏娇嫩不足,卫外功能未固,对环境气候变化的适应能力及被外感邪毒侵袭后的抗御能力均较差。加之小儿寒热不能自调,家长护养常有不当,故外感诸因,不论从鼻口而入还是从皮毛而入,均可客犯肺系而发病,如感冒、喉痹、咳嗽、肺炎喘嗽等,使肺系疾病成为儿科发病率最高的一类疾病。

小儿脾常不足,脾胃发育未臻完善,其脾胃之体成而未全、脾胃之气全而未壮,加之小儿饮食不知自节,某些家长缺乏育儿知识喂养不当,冷暖不能调节,用药不当,易于损伤脾胃,造成受纳、腐熟、精微化生传输方面的异常,产生脾系疾病,如呕吐、腹痛、泄泻、厌食、积滞、疳证等,并进而造成其他脏腑的濡养不足,衍生出多种相关疾病或使原有疾病发作、加重。脾系疾病是目前儿科临床上发病率占第二位的一类疾病。

小儿"肾常虚",是针对小儿"气血未充,肾气未固"而言。肾藏精,主骨,为先天之本。肾的这种生理功能对于处在不断生长发育之中的小儿尤为重要,它直接关系到小儿骨骼、脑、发、耳、齿的形态发育及功能成熟。因而,在临床上小儿肾精失充、骨骼改变的疾病,如五迟、五软、解颅、遗尿、水肿等也属常见。

小儿形气未充,抗御外邪的能力低下,故易为疫疠时邪侵袭而发病。邪从口鼻与皮毛而入,袭于肺卫,发为麻疹、水痘、痄腮、丹痧、顿咳、手足口病等传染性疾病;邪从口入,脾胃受邪,导致流行性腹泻、痢疾、肝炎等疾病。传染性疾病一旦发生,很容易在儿童中传播,造成流行。

此外,小儿"肝常有余""心常有余"的生理特点,也会在病理上有所表现。由于小儿心肝发育未臻成熟,心怯神弱,肝气未盛,外邪一旦侵袭,易于枭张入里,化毒化火,犯肝而生风,犯心而生惊,故易发生心肝病证,如壮热、昏迷、抽搐之惊风、疫毒痢、暑温等。

小儿疾病发生之后传变迅速的病理特点,主要表现在寒热虚实等病性的迅速转化、演变与夹杂较成人突出,即易虚易实、易寒易热。

由于小儿阴阳、脏腑、气血娇嫩稚弱,形气未充,邪气客犯易于枭张而炽盛;又由于小儿脏气清灵、生机旺盛、活力充沛、反应敏捷,对于病因能做出迅速反应,全力与邪气抗争,则形成邪盛正抗之实证。由于小儿脏腑、气血娇嫩稚弱,形气未充,起病后则易出现邪盛伤正,致正气耗伤,而呈虚证,如诸热证之灼津、伤阴、耗气、损阳均比成人容易出现。

由于小儿"稚阴未长",邪热又易伤阴津,故易见邪热炽盛之实热证与阴虚阳亢之虚热证。又由于小儿"稚阳未充",阳气稚弱又易遭损伤,故易见外感寒邪、内伤生冷之寒实证,或者阳气亏虚之虚寒证。在邪正交争的过程中,又易见寒证邪炽化热、热证伤阳转寒,或者寒热夹杂、虚实夹杂的复杂证候。例如,小儿外感风寒易于化热,表现为表实热证,发病后易于传变入里,由感冒而发展为肺炎喘嗽,表现为痰热闭肺之里实证,若是患儿原本阳气不足,加之邪气伤阳,则又可迅速并发心阳虚衰之变证,继而经及时救治,回阳救逆,又可以再由虚转实,重回痰热闭肺证,就是儿科临床常见的寒热、虚实转化的实例。

小儿疾病传变迅速除具体表现为病性转化迅速外,还表现在病位的扩大与传变等方面,表现为一脏而及他脏、一经而及他经,于脏腑经络之间迅速传变。例如,感受风邪,病感冒而发于肺,但常可及于大肠而致泄泻;痄腮病发于少阳经,造成腮部漫肿疼痛,又易于传至厥阴经,产生睾丸肿痛、少腹疼痛的变证;水痘、痄腮等传染性疾病邪盛易内陷心肝而发生急惊风;丹痧疫疠之邪可传变于心、肾、经络,发为心悸、水肿、痹证等疾病。

(二)脏气清灵,易趋康复

与成人相比,小儿生机蓬勃、体属纯阳,虽然小儿为病具有较成人易于传变、加重的特点,但其病情好转的速度亦常较成人为快,疾病治愈的可能性也较成人要大。除病因单纯外,小儿病证易于康复的主要原因是生机旺盛、活力充沛、脏气清灵、较少陈年痼疾,发病之后表现出较强的生命力和恢复力,对药物等治疗的反应也比较敏捷。例如,小儿感冒、咳嗽、泄泻等病证多数发病快但好转也快;小儿哮喘、癫痫、阴水等病证虽病情缠绵,但其预后较成人相对为好。正如《景岳全书·小儿则》所说:"其脏气清灵,随拨随应,但能确得其本而撮取之,则一药可愈,非若男妇损伤、积痼痴顽者之比。"所以,小儿病证一般比成人易趋康复。

总之,对于儿科病证,既要掌握小儿易于发病、病后易于传变的规律,也要了解其脏气清灵、易趋康复的特点,做到准确诊断、及时治疗。对于儿科的轻病浅证要有信心,即使是重病顽证也不要轻易气馁,要充分应用各种治疗手段,全力以赴地积极救治,调动小儿机体自身的抗病康复功能,去争取最佳的治疗效果。

三、小儿病因特点

小儿发病的病因与成人大致相同,但由于小儿具有自身的生理特点,因而对不同病因的易感程度与成人有明显的差别。小儿病因以外感、食伤和先天因素居多,情志、意外因素及医源性伤害亦不能忽视。此外,不同年龄小儿对不同病因的易感程度也不相同,如年龄越小对六淫邪气的易感程度越高,年龄越小因乳食所伤患病的情况越多,先天因素致病则常产生于胎儿期。

（一）外感因素

小儿为稚阴稚阳之体,脏腑娇嫩,形气未充,肺常不足,加之寒温不知自调,家长常有护养不周,因而六淫和疫疠之邪等外感因素致病最为多见。

六淫邪气是风、寒、暑、湿、燥、火六种外感病邪的统称。外感六淫诸邪因客犯部位不同而所患病证不同。如风寒之邪客犯肺卫则病感冒、乳蛾、喉痹;客犯肺系气道则病咳嗽;客犯于肺则病肺炎喘嗽;客犯于胃,胃气上逆则病呕吐;客犯脾胃肠则病泄泻。

疫疠之邪是一类具有强烈传染性的病邪,其性峻烈、迅猛,具有较强的传染性并可造成流行,其发病常有明显的季节性,多从鼻、口、肌肤而入。常发病急骤,进展迅速,症状相似。某种疫疠之邪会专门侵犯某脏腑经络或某一部位而发某病,某一种疫疠之邪只能引起某一种疫病如暑温、痄腮、顿咳、疫毒痢等,以及麻疹、水痘等发疹性疫病。

寄生虫卵多随污染之饮食或手等经口而入。由于小儿智识未开,未养成良好的卫生习惯,且脏腑娇嫩,形气未充。加之体内湿热,积热蕴结,便利于寄生虫之感染及滋生繁衍。寄生虫踞于体内,阻塞气机,耗伤气血,游走移客,致患无穷。其症有消瘦乏力、气血不荣、皮疹瘙痒、腹痛积聚等。

（二）乳食因素

由于小儿脏腑娇嫩,形气未充,在形体结构上脾胃脆薄,在功能上脾常不足而虚弱。小儿处于迅速生长发育过程中,生机旺盛,水谷精微需求相对较大,脾胃负担较重。加之小儿神识未开,饮食不知自节,家长常有喂养不当。因此,乳食因素易伤小儿脾胃。乳食因素,包括乳食不节、饮食不洁等,在小儿病因中占有重要地位。

1. 乳食不节

乳食不节的致病机制有以下几个方面。

(1)饮食损伤脾胃:喂养方法不当,饮食性质不适宜,饮食量或质的过度,均可损伤脾胃,引起脾气受损、肠胃不和,使腐熟、运化、泌别、传导功能失健或失司,发为呕吐、积滞、泄泻、厌食、疳证等病证。

(2)饮食不足伤正:多由于饮食量少、质次等而引起水谷精微摄入量不足。如因初生缺乳,或未能按期添加辅食,乳食偏少使脏腑失养,造成阴阳、脏腑、气血虚弱,常发为厌食、疳证、血虚等病证。

(3)饮食营养不均:由于小儿幼稚,不能自调、自控饮食,易于养成挑食、偏食、嗜食等不良习惯,造成营养成分不均衡,致使阴阳、脏腑、气血失衡,某一方面偏盛,另一方面虚弱,使原本就比成人强弱不均的阴阳、脏腑、气血更加强弱不均,这是造成小儿体质不平和、某些病证好发的内在基础及条件。如过食寒凉易伤阳,过食辛热易伤阴,过食肥甘厚腻易伤脾,某些食品易过敏等,可引起厌食、泄泻、哮喘、湿疹等病证。

2. 饮食不洁

饮食不洁也是常见的小儿饮食致病因素。小儿智识未开,缺乏卫生知识,脏手取食,或误进污染食物,易引起肠胃疾病,如吐泻、腹痛、肠道虫症,甚至细菌性痢疾、伤寒、病毒性肝炎等。

(三)先天因素

先天因素指禀赋胎产因素,是小儿出生前已形成的病因。上代双亲的身体状况对子代有着重要影响,特别是妊母的健康与否,对胎儿的影响更为突出,包括禀赋因素、体质相传、病证相传等,或父系遗传性疾病基因,或者妊娠期间母病、母弱、母血不壮,或妊母患病治疗用药不当、起居失常等因素,致胎儿宫内发育不良,使小儿先天禀赋薄弱,阴阳不足,气血未充,五脏六腑、肢体筋骨、五官九窍发育不良等,形成胎弱、胎怯、胎惊、胎痫、痴呆,以及各种先天性畸形、遗传代谢性疾病等。

(四)情志因素

小儿对周围环境的认识角度不同于成人,因而小儿为病的情志因素与成人有着一定的区别。一般七情为病,小儿少于成人。但由于神志发育逐渐完善,五志已全,七情皆有,亦可过极而致病。家长对孩子的溺爱,以及教育不得法,责打凌辱,或环境改变,均可引起情志抑郁而成疾。七情中,婴幼儿因惊致病更为多见,可形成夜啼、心悸、惊惕、惊风等病证,威胁小儿的身心健康。所欲不遂,或食时责骂,思虑伤脾是小儿情志致病的又一常见形式,其发病有厌食、积滞、腹痛、腹胀等。家长对子女的期望值过高、学习负担过重,都易于引发精神行为障碍类疾病。

(五)意外因素

由于小儿智识未开,活动范围增大,且缺乏生活经验和自理能力,对外界一切危险事物和潜在的危险因素缺乏识别和防范,加之生性好奇,以及保育人员的一时失误,意外因素发病的可能性则大为增加。诸如中毒、误食异物、外伤、溺水、触电、毒虫毒蛇咬伤等意外,轻则给小儿带来痛苦,重则可造成伤残,甚至死亡。

在分娩过程中,如产程过长或胎吸、产钳等工具使用不当,可致头颅血肿、斜颈、窒息、五迟、五软等病证;在断脐及脐带结扎过程中,护理不当,则可发生脐部疾病、脐风、赤游丹等病证。

(六)其他因素

环境污染、食品污染,如农药残留或食物激素含量超标等,已成为当前社会普遍关心的致病因素。放射性物质损伤,包括对胎儿和儿童的伤害,已引起广泛关注。医源性损害,包括诊断失误、用药不当、药品不良反应、手术损伤、护理不当、院内感染等,有逐年增多的趋势,需引起儿科工作者的重视。

第二节 中医儿科诊法概要

儿科疾病的中医诊断方法,与其他临床各科一样,均运用望、闻、问、切四种诊察手段取得疾病的信息资料,用于诊断和辨证。中医诊法要建立中医的辨证思维,全面采集中医相关信息为辨证提供依据。临床运用时,需将四诊有机地结合起来,方能全面系统地了解病情,做出正确的辨证施治。由于小儿生理、病理特点以及生长发育、病情反应均不同于成人,所以在四诊方面有其不同于成人的特点。自古儿科被称为"哑科",因小婴儿不会言语,部分年长儿表述不准确,加上就诊时常啼哭吵闹,影响气息脉象,易造成诊断上的困难。钱乙言小儿诊病:"盖脉难以消息求,证不可言语取者。"所以,历代儿科医家对于小儿诊法,既主张四诊合参,又特别重视望诊。

一、望诊

望诊,是医生通过观察患儿的神、色、形、态、舌象及二便等异常变化,以诊察疾病的一种方法。望诊被历代儿科医家列为四诊之首,认为小儿病有诸于内,必形诸于外。小儿肌肤嫩薄,反应灵敏,凡外感六淫、内伤乳食等引起脏腑功能失调,或气血阴阳的偏盛偏衰,均易从面部及唇、舌等苗窍各部显现出来,其反映病情的真实性较成人更为明显,不易受患儿主观因素的影响。通过望诊可以观察小儿全身和局部情况,从而获得与疾病有关的辨证印象。因此,望诊在儿科疾病的诊断上显得尤为重要。

儿科望诊内容主要包括整体望诊(望神色、望形态)和分部望诊(审苗窍、辨斑疹、察二便、察指纹)两个方面。

(一)望神色

望神色就是观察小儿的精神状态和面部气色。神是指小儿的精神状态,色是指面部气色。望神可以了解五脏精气盛衰、病情轻重及预后,通过对小儿目光、神态、表情、反应等方面的综合观察来判断。凡精神振作,双目有神,表情活泼,面色红润,呼吸调匀,反应敏捷,均为气血调和、神气充沛的表现,是健康有神或病情轻浅之象;反之,若精神萎顿,双目无神,表情呆滞,面色晦暗,呼吸不匀,反应迟钝,谓之无神,均为体弱有病之表现,或病情较重之征象。

望神色主要是观察面部皮肤的颜色和光泽,面部望诊是小儿望神色中的重要组成部分。《灵枢·邪气脏腑病形》说:"十二经脉,三百六十五络,其血气皆上于面而走空窍。"望面色可以了解脏腑气血的盛衰,以及邪气之所在。皮肤、黏膜的本色与人种有关,虽然肤色各有不同,但总以光泽红润为常。中国儿童的面部常色为微黄、红润有光泽,可因禀赋和其他因素影响而有差异,或稍黄,或稍白,或稍黑。

常用的面部望诊方法有五色主病和五部配五脏,其中五色主病是望神察色诊病的主要方法。

1. 五色主病

五色主病又称五色诊,是根据面色红、青、黄、白、黑五种不同颜色的偏向表现来诊察疾病。古代儿科医家对于五色主病的论说,一方面基于五行理论,另一方面也是临床观察、经验积累的结果。

面呈白色,多为气血不荣,络脉空虚所致,主虚证、寒证。风寒外束,外感初起,常面白无汗;中寒腹痛,啼哭不宁,面色常阵阵发白;血虚者,常面白少华,唇色淡白;面白浮肿者多为阳虚水泛,常见于阴水;面色惨白,四肢冷,多为滑泄吐利,阳气暴脱,可见于脱证。

面色红赤,多为血液充盈脉络皮肤所致,主热证。风热外感,常见面红耳赤,咽痛,脉浮;气分热盛者,常面红唇干,肌肤灼热,烦闹口渴,舌红苔黄,脉象洪数;阴虚内热、虚火上浮者,常见午后颧红潮热,口唇红赤;若两颧艳红如妆,面白肢厥,冷汗淋漓,则为虚阳上越,是阳气欲脱的危重证候。新生儿面色嫩红,或小儿面色白里透红,为正常肤色。也有小儿因衣被过暖、活动过多、日晒烤火、啼哭不宁而面红者,不能认作病态。

面色黄而不润者,多为脾虚失运,水谷、水湿不化所致,主虚证或湿证。疳证者常见面色萎黄,形体消瘦,为脾胃功能失调;面黄无华,脐周阵痛,夜间牙,可能为肠腑虫病;面目色黄而鲜明,为湿热内蕴之阳黄;面目黄而晦暗,为寒湿阻滞之阴黄;出生后不久出现的黄疸为胎黄,有生理性与病理性之分。有因过食胡萝卜、南瓜、西红柿等食物而面部发黄者,则不能误认为黄疸。

面色青,多为气血不畅,经脉阻滞所致,主寒证、痛证、瘀证、惊痫。里寒腹痛者常面色白中带青,表情愁苦皱眉;面青而晦暗,尤其是两眉间及唇周明显者,多为惊风先兆,若伴神昏抽搐,或为惊风和癫痫发作之时;面青唇紫,呼吸急促,为肺气闭塞,气血阻滞。大凡小儿面呈青色,病情一般较重,应注意多加观察。

面呈黑色,多为阳气虚衰,水湿不化,气血凝滞所致,主寒证、痛证、瘀证、水饮证。阴寒里证者,常面色青黑,手足逆冷;面色黑而晦暗,兼有腹痛呕吐者,可为药物或食物中毒;面色青黑晦暗者,为肾气衰竭,不论新病、久病,皆属危重。若小儿肤色黑红、润泽,体强无病,是先天肾气充沛的表现;若因常在户外,日晒风吹,肤色红黑,不属病态。

2. 五部配五脏

五部配五脏是根据小儿面部不同部位色泽的变化,结合所属脏腑来推断病变的部位及性质的望诊方法。五部指左腮、右腮、额上、鼻部、颏部。五部配五脏可参考《小儿药证直诀·面上证》:"左腮为肝,右腮为肺,额上为心,鼻为脾,颏为肾。"面部不同部位出现五色,可结合五脏所配来帮助诊察病证。

(二)望形态

望形态就是观察病儿形体的强弱胖瘦和动静姿态。形指形体,态指动态。形体望诊,包括头囟、躯体、四肢、肌肤、毛发等。

1. 望形体

凡发育正常、筋骨强健、肌丰肤润、毛发黑泽、姿态活泼者,是胎禀充足,营养良好,属健康表现;若生长迟缓、筋骨软弱、肌瘦形瘠、皮肤干枯、毛发萎黄、囟门逾期不合、姿态呆滞者,为胎禀不足,营养不良,多属有病。

小儿头颅大小应适中,与其年龄相称。如头小顶尖,颅缝闭合过早,是为头小畸形;头方发稀,囟门宽大,当闭不闭,可见于五迟证;头大颔缩,前囟宽大,头缝开解,目睛下垂,见于解颅(脑积水);前囟及眼窝凹陷,皮肤干燥,可见于婴幼儿泄泻阴伤液脱。

头发茂密,分布均匀,色黑润泽,是肾气充盛之常态。头发稀细,色枯无泽,多是肾气亏虚或阴血内亏;发细结穗,色黄不荣,多是气血亏虚,积滞血瘀;头发脱落,见于枕部,是为气虚多汗之枕秃;脱落成片,界限分明,是为血虚、血瘀之斑秃。

颜面丰满,皮肤润泽,五官端正,表情自然,是先天禀赋正常,脏气调和,气血充盈之面容表现。面容瘦削,气色不华,是为气血不足;面部浮肿,睑肿如蚕,是为水湿泛溢。耳下腮部肿胀,是为邪毒窜络之痄腮或发颐;颌下肿胀热痛,多为热毒壅结之臖核肿大。五官不正,眼距缩小,鼻梁扁平,口张舌伸,见于先天禀赋异常之痴呆;口角歪斜,眼睑不合,偏侧流涎,表情不对称,见于后天风邪留络之面瘫。面呈苦笑貌,是风毒从创口内侵之破伤风;面肌抽搐,则是风邪走窜经络之惊风或癫痫。近年来常见有小儿面部表情异常,或眨眼,或咧嘴,或龇牙,或清咽,属儿童精神行为障碍范畴,病机多为风痰胶结,肝亢风动。

胸廓高耸形如鸡胸,可见于佝偻病、哮喘;腹部膨大,肢体瘦弱,发稀,额上有青筋显现,多属疳积;毛发枯黄,或发竖稀疏,或容易脱落,均为气血亏虚的表现。

2. 望动态

通过动态观察,可以分析不同姿态显示的疾病。如坐卧不宁,是肝阳心火内盛;嗜卧少坐,懒动无力,是阴寒阳气亏虚;仰卧伸足,揭衣弃被,常为热势炽盛;动作不遂,瘫痪不用,是为痿证;关节肿胀,屈伸不利,是为痹病;喜俯卧者,为乳食内积;喜蜷卧者,多为内寒或腹痛;颈项强直,手指开合,四肢拘急抽搐,角弓反张,是为惊风;若翻滚不安,呼叫哭吵,两手捧腹,多为盘肠气痛所致;端坐喘促,痰鸣哮吼,多为哮喘;咳逆鼻扇,胁肋凹陷如坑,呼吸急促,多为肺炎喘嗽。

(三)审苗窍

苗窍是指口、舌、目、鼻、耳及前后二阴。苗窍与脏腑关系密切。舌为心之苗,肝开窍于目,肺开窍于鼻,脾开窍于口,肾开窍于耳及前后二阴。脏腑有病,能在苗窍上有所反映,夏禹铸《幼科铁镜·望形色审苗窍知表里之寒热虚实》中就说:"五脏不可望,惟望五脏之苗与窍""小儿病于内,必形于外,外者内之著也,望形审窍,自知其病"。因此,审察苗窍可以测知脏腑病情。

1. 察目

目为肝之窍,五脏之精华皆上注于目,察目包括眼睑、白睛、瞳仁及黑睛等。《灵枢·脉度》说:"肝气通于目,肝和则目能辨五色矣。"眼的各部分分属各脏腑,眼睑属脾,两眼眦属心,白睛(巩膜)属肺,黑睛(角膜)属肝,瞳仁(瞳孔)属肾。察目之各部,可审各脏腑病变。

黑睛等圆,目珠灵活,目光有神,开阖自如,是肝肾气血充沛之象;若眼睑浮肿,多为水肿之象;眼睑开阖无力,是元气虚惫;寐时眼睑张开而不闭,是脾虚气弱之露睛;平时眼睑不能闭,是气血两虚之睑废;两目呆滞,转动迟钝,是肾精不足,或为惊风之先兆;两目直视,瞪目不活,是肝风内动;白睛黄染,多为黄疸;目赤肿痛,是风热上攻;目眶凹陷,哭无泪,是阴津大伤;瞳孔缩小,或不等,或散大,或对光无反应,病情危殆。

2. 察鼻

鼻为肺窍,是呼吸的孔道,肺开窍于鼻而司呼吸。《灵枢·脉度》说:"肺气通于鼻,肺和则鼻能知香臭矣。"察鼻主要观察鼻内分泌物和鼻形的变化。鼻塞流清涕,为风寒外袭;鼻流黄浊涕,为风热客肺;长期鼻流浊涕,气味腥臭,为肺经郁热;鼻孔干燥,为肺经热伤阴;鼻衄鲜红,为肺热迫血妄行;鼻翼扇动,伴气急喘促,为肺气郁闭。鼻孔黑如烟煤而干,多为热毒深重,伤及阴津;麻疹患儿鼻准部出现疹点,为麻疹邪毒已经外透之顺证表现。

3. 察舌

舌为心之苗,心开窍于舌。《灵枢·脉度》说:"心气通于舌,心和则舌能知五味矣。"察舌可以了解营卫气血和脾胃消化功能的变化,同时可以了解病之表里、寒热、虚实。察舌要观察舌体、舌质和舌苔三个方面。正常小儿舌体柔软、淡红润泽、伸缩自如,舌面有干湿适中的薄苔。小儿舌质较成人红嫩。新生儿舌红无苔和哺乳婴儿的乳白苔,均属正常舌象。观察舌体、舌质、舌苔三方面的变化,综合分析,能给临证辨病辨证提供重要的依据。

(1)舌体:舌体胖嫩,舌边齿痕显著,多为脾肾阳虚,或有水饮痰湿内停;舌体肿大,色泽青紫,可见于气血瘀滞;舌体强硬,多为热盛伤津;急性热病中出现舌体短缩,舌干绛者,则为热甚津伤,经脉失养而挛缩。

1)木舌:舌体肿大,板硬麻木,转动不灵,甚则肿塞满口,称为木舌。因心脾热炽,循经上行,致使舌体肿胀而板硬,还常引起口腔难以开合,啼声謇涩,吮乳困难等。如舌下海绵状淋巴管瘤,属中医木舌。

2)重舌:在舌下连根处红肿胀突,形如小舌,即为重舌。重舌也是心脾火炽,循经上冲舌体,血脉肿胀所致。轻证不感疼痛,但可影响吮乳;重证则感疼痛,甚或溃烂。如舌下囊肿,属中医重舌。

3)连舌:亦称绊舌,是舌系带过短、牵连舌头,以致舌体转动伸缩不灵,年龄稍大,能令吐字发音不清。证属先天胎禀异常。

4)吐舌、弄舌:舌吐唇外,缓缓收回,称吐舌,常为心经有热所致,吐舌不收,心气将绝;舌吐唇外,掉弄如蛇,称为弄舌,多为大病之后,心气不足或惊风之兆。若舌常吐于唇外,伴见眼裂增宽,表情愚钝者,为智力低下之表现。

时时用舌舐口唇,以致口唇四周发红或有脱屑、作痒,称为舐舌,多因脾经伏热所致。一些智能发育低下的小儿,如先天愚型和大脑发育不全,常有吐舌、弄舌的表现。

(2)舌质:正常舌质淡红。若舌质淡白为气血虚亏;舌质绛红,舌有红刺,为温热病邪入营入血;舌质红少苔,甚则无苔而干,为阴虚火旺;舌质紫暗或紫红,为气血瘀滞;舌起粗大红刺,状如草莓者,常见于猩红热及皮肤黏膜淋巴结综合征。

(3)舌苔:舌苔色白为寒,色黄为热;舌苔白腻为寒湿内滞,或寒痰与积食所致;舌苔黄腻为湿热内蕴,或乳食内停;热性病后而见剥苔,多为阴伤津亏等。小儿患病时,舌象的变化与成人基本相似,但也有一些小儿的特殊舌象,如霉酱苔、花剥苔等。

1)霉酱苔:舌苔厚腻不化,舌面垢浊,是属宿食内滞的表现;若兼见大便秘结,腹痛腹胀,口气秽臭,脉滑实,是积滞腑实之证。

2)花剥苔:舌体局部剥蚀无苔,可剥去一处,也可剥去数处,剥蚀边缘清楚,周围有苔,又称"地图舌"。中医认为"舌为脾胃之外候",故花剥苔多属胃之气阴不足所致。

3)染苔:因食用某些食物和药物,染上颜色所致。如食红色糖果可成红苔,食橄榄、杨梅、茶叶呈黑苔,食复合维生素B、橘子水、蛋黄等成黄苔,青黛染苔可见青苔,临诊时须注意鉴别。染上去的颜色比较鲜艳而浮浅,与因疾病造成的舌苔变化不同,当发现疑问时,稍加追问,不难弄清。

观察舌象还应注意其动态变化。舌质由淡红转红转绛,是热证由浅入深,舌苔由白转黄转灰,是热证由轻转重;舌苔由无到有,说明胃气逐渐来复;舌苔由薄转厚,说明食积湿滞加重;舌苔由厚转薄,说明食积湿滞渐化。

4.察口

《灵枢·脉度》说:"脾气通于口,脾和则口能知五味矣。"脾开窍于口。口为脾之窍,所以察口与口味,可了解脾胃等脏腑病变。须观察口唇、齿、龈、咽喉、腮、腭等部,这些部位与肺、肾、胃也相关。察口主要观察口唇、口腔、齿龈、咽喉的颜色、润燥及外形变化。唇色淡白为气血不足;唇色淡青为风寒束表;唇色红赤为热;唇色红紫为瘀热互结;唇色樱红,为暴泻伤阴;唇白而肿,是为唇风;面颊潮红,唯口唇周围苍白,是猩红热征象。

口腔破溃糜烂,为心脾积热之口疮;口内白屑成片,为鹅口疮。两颊黏膜有针尖大小的白色小点,周围红晕,为麻疹黏膜斑;上下臼齿间腮腺管口红肿如粟粒,按摩肿胀腮部无脓水流出者为痄腮(流行性腮腺炎),有脓水流出者为发颐(化脓性腮腺炎)。

齿为骨之余,龈为胃之络。牙龈红肿,齿缝出血而疼痛,多为胃火上炎;牙龈淡白,多为血虚;牙龈淡红不肿而出血,多为脾虚不能统血,虚火伤络;牙齿萌出延迟,为肾气不足;新生儿牙龈上有白色小斑块,称为马牙,并非病态。

咽喉为肺胃之门户,是呼吸与饮食的通道。咽红,恶寒发热是外感之象;咽红,乳蛾肿痛为外感风热或肺胃之火上炎;乳蛾红肿溢脓,是热壅肉腐;乳蛾大而不红,多为热未尽,或气虚不敛。咽痛微红,有灰白色假膜,不易拭去,为白喉之症。

5. 察耳

《灵枢·脉度》说:"肾气通于耳,肾和则耳能闻五音矣。"耳为肾窍,内通于脑,为宗脉之所聚。前人将耳的各部分归属五脏,即耳尖属心,耳垂属肾,耳轮属脾,耳外属肝,耳内属肺。小儿耳壳丰厚,颜色红润,是先天肾气充沛的表现;耳壳薄软,耳舟不清,是先天肾气未充的证候;耳内疼痛流脓,为肝胆火盛之征;以耳垂为中心的腮部漫肿疼痛是痄腮之表现。

6. 察二阴

二阴属肾,为肾之窍,察二阴之变化可知肾病之寒热虚实。男童阴囊紧缩,颜色沉着,是先天肾气充足的表现;若阴囊松弛,颜色淡白,则是先天肾气不足之征象。在患病过程中,阴囊紧缩者多寒;弛纵不收者多热;阴囊肿大透亮,状如水晶,为水疝;阴囊中有物下坠,时大时小,上下可移,为小肠下坠之狐疝;腹痛啼哭而将睾丸收引入腹者,多为厥阴受寒;阴囊、阴茎均现水肿,常见于阳虚阴水。女童前阴部潮红灼热瘙痒,常见于湿热下注,亦须注意是否有蛲虫病。

小儿肛门潮湿红痛,多属尿布皮炎,亦称"红臀",是大小便未及时清理而浸渍臀部所致。便后肛门脱出者是脱肛,其色鲜红,有血渗出者多属湿热下迫;其色淡而无血者,多属气虚下陷。肛门裂开出血,多因大便秘结所致。

(四)辨斑疹

斑疹均见于肌肤。前人认为斑为阳明热毒,疹为太阴风热。

一般而言,斑,点大成片,不高出皮肤,摸之不碍手,压之不退色;疹,点小量多,高出皮肤,摸之碍手,压之退色。斑疹在儿科临床多见于外感时行疾病,如麻疹、风疹、猩红热、水痘、手足口病等,也见于杂病,如紫癜、皮肤黏膜淋巴结综合征等。

斑有阳斑、阴斑之分。阳斑为温热毒邪发斑,多见于温病热入营血,其斑大小不一,色泽鲜红或紫红,常伴发热等症;阴斑多内伤或者伴有外感而发,色淡红者多为气不摄血,色淡紫者多是阴虚内热,色紫红者多属血热夹瘀,色青紫者多是瘀血停滞。

疹有丘疹、疱疹之别,以疹内是否有液体而区分。若发热3～4天出疹,形细小,状如麻粒,口腔黏膜出现"麻疹黏膜斑"者为麻疹;若低热出疹,分布稀疏,色泽淡红,出没较快,常为风疹;若发热3～4天后热退疹出,疹细稠密,如玫瑰红色,常为幼儿急疹;若壮热,肤布疹点,舌绛如草莓,常为猩红热或皮肤黏膜淋巴结综合征;若斑丘疹大小不一,如云出没,瘙痒难忍,常见于荨麻疹;若丘疹、疱疹、结痂并见,疱疹内有水液色清,见于水痘;若疱疹相对较大,疱液混浊,疱壁薄而易破,流出脓水,常见于脓疱疮。

(五)察二便

1. 察大便

初生婴儿的胎粪,呈暗绿色或赤褐色,黏稠无臭;单纯母乳喂养儿,大便呈卵黄色,稠而不成形,稍有酸臭气;牛奶、羊奶喂养儿,大便呈淡黄白色,质地较硬,有臭气。一般而言,除新生儿及较小乳儿大便可呈糊状、1日3次左右外,正常小儿的大便应该色黄而干湿适中,日行1～2次。大便燥结,为内有实热或阴虚内热;大便稀薄,夹有白色凝块,为内伤乳食;大便稀薄,色黄秽臭,为肠腑湿热;下利清谷,洞泄不止,为脾肾阳虚;大便赤白黏冻,为湿热积滞,常见于痢疾;婴幼儿大便呈果酱色,伴阵发性哭闹,常为肠套叠;大便色泽灰白不黄,多是胆道阻滞。大便的性状、颜色、气味对临床诊治至关重要,为医者应尽可能亲自检视,不得嫌恶拒看、面露不悦等。

2. 察小便

正常小儿的小便为淡黄色。若小便黄赤短少,或有刺痛,多为湿热下注之热淋;若小便黄褐如浓茶,伴身黄、目黄,多为湿热黄疸;若小便色红如洗肉水或镜检红细胞增多者为尿血,鲜红色为血热妄行,淡红色为气不摄血,红褐色为瘀热内结,暗红色为阴虚内热。

(六)察指纹

察指纹主要用于观察3岁以下小儿食指桡侧的浅表静脉。察指纹也称看虎口三关,是古代医家诊断小儿疾病的方法之一。指纹是3岁以内小儿代替脉象的一种辅助诊断方法。影响指纹表现的因素很多,有先天性的血管分布、走向差异,也与年龄、体型、皮下脂肪、皮肤颜色、外界温度等因素有关。所以,指纹应当结合患儿无病时的指纹状况,以及患病后的各种临床表现,全面加以分析辨证。

1. 指纹观察方法

指纹可分为风、气、命三关,自食指虎口向指端,第1节为风关,第2节为气关,第3节为命关。观察指纹应该抱小儿到向光之处,医生以食指、中指夹住小儿指端,以拇指从命关向风关轻轻推按,使指纹容易显露,以便于观察。

2. 正常小儿指纹

乳婴儿指纹比较明显,较大儿童则不易显露。大多淡紫隐隐在风关以内。

3. 指纹辨证纲要

若发生疾病,尤其是危重病证,指纹的浮沉、色泽、部位等可随之发生变化。因而,察指纹对疾病的诊断辨证有一定的参考价值。指纹的辨证纲要可以归纳为"浮沉分表里,红紫辨寒热,淡滞定虚实,三关测轻重"。浮沉分表里:"浮"指指纹浮现,显露于外,主病邪在表;"沉"指指纹沉伏,深而不显,主病邪在里。红紫辨寒热:纹色鲜红浮露,多为外感风寒;纹色紫红,多为邪热郁滞;纹色淡红,多为内有虚寒;纹色青紫,多为瘀热内结;纹色深紫,多为瘀滞络闭,病情深重。淡滞定虚实:指纹色淡,推之流畅,主气血亏虚;指纹色紫,推之滞涩,复盈缓慢,主实邪内滞,如瘀热、痰湿、积滞等。三关测轻重:纹在风关,示病邪初入,病情轻浅;纹达气关,示病邪入里,病情较重;纹进命关,示病邪深入,病情加重;纹达指尖,称为透关射甲,若非一向如此,则提示病情重危。

察指纹时,还应结合患儿无病时的指纹状况,以及患病后的证候表现,全面分析。当指纹与病证不符时,当"舍纹从证"。病情轻者指纹的变化一般不显著,也可"舍纹从证",或"舍纹从脉",不必拘泥。

二、闻诊

闻诊是医生用听觉和嗅觉来辅助诊查疾病的方法，包括听声音和嗅气味。

(一)听声音

儿科听声音主要包括听小儿的啼哭、呼吸、咳嗽、语言等声音的高亢低微。

1. 啼哭声

啼哭是婴儿的语言，正常健康小儿哭声都较洪亮而长，并有泪液。小儿的啼哭有属生理现象的，也有的是某种不适的表现，还可能是各种病态的表现。

新生儿刚离母腹，便会发出响亮的啼哭。若初生不啼，便属病态，需紧急抢救。婴幼儿有各种不适时，也常以啼哭表示。例如，衣着过暖、温度过高或过低、口渴、饥饿或过饱、要睡觉要抚抱、包扎过紧妨碍活动、尿布潮湿、虫咬、受惊等，都可引起啼哭。不适引起的啼哭常为哭闹不止，解除诱因后，啼哭自然停止。哭声绵长，伸头转动，口若吸吮，得乳食则止者，是饥饿啼哭；哭声急迫，两臂张开，可能是要求抚抱；哭声骤起而连续不止，可能是大小便或虫咬、针刺等引起，要细心检查。

病理性啼哭，若声音洪亮有力者多为实证；细弱无力者多为虚证；哭声尖锐惊怖者多为暴受惊恐，或者剧烈头痛、腹痛等急重症；哭声低弱，目干无泪者多为气阴衰竭危证。哭声尖锐，阵作阵缓，弯腰曲背，多为腹痛；啼哭声嘶，呼吸不利，谨防急喉风；夜卧啼哭，睡卧不宁，为夜啼或积滞；哭声绵长，抽泣呻吟，为疳证体弱；哭声极低，或然无声，须防阴竭阳亡。

总之，小儿哭声以洪亮为实证，以微细而弱为虚证；哭声洪亮和顺为佳，哭声尖锐或细弱无力为重。

2. 呼吸声

正常小儿的呼吸均匀平稳。若婴儿呼吸稍促，用口呼吸者，常因鼻塞所致；若呼吸气粗有力，多为外感实证，肺蕴痰热；若呼吸急促，喉间哮鸣者，为邪塞气道，是为哮喘；呼吸急迫，甚则鼻扇，咳嗽频作者，是为肺气闭郁；呼吸窘迫，面青呛咳，常为异物堵塞气道；呼吸微弱及吸气如哭泣样，为肺气欲绝之状。

3. 咳嗽声

咳嗽是肺系疾病的主症之一,有声无痰为咳,有痰无声为嗽,有声有痰为咳嗽。从咳嗽声和痰鸣声可辨别其表里寒热。如干咳无痰或痰少黏稠,多为燥邪犯肺,或肺阴受损;咳声清高,鼻塞声重,多为外感;干咳无痰,咳声响亮,常为咽炎所致;咳嗽频频,痰稠难咯,喉中痰鸣,多为肺蕴痰热,或肺气闭塞;咳声嘶哑如犬吠状者,常见于白喉、急性喉炎;连声咳嗽,夜咳为主,咳而呕吐,伴鸡鸣样回声者为顿咳。

4. 语言声

对于会讲话的小儿,应将语言声列为闻诊内容之一。正常小儿的语言声应当清晰,语调抑扬顿挫有度,语声有力。呻吟不休,多为身体不适;妄言乱语,语无伦次,声音粗壮,称为谵语,多属心气大伤。语声过响,多言躁动,常属阳热有余;语声低弱,多语无力,常属气虚心怯。语声重浊,伴有鼻塞,多为风寒束肺;语声嘶哑,呼吸不利,多为毒结咽喉。小儿惊呼尖叫,多为剧痛、惊风;喃喃独语,多为心虚、痰阻;语声謇涩,多为热病高热伤津,或痰湿蒙蔽心包。

5. 呕逆声

呕吐、呃逆、嗳气均属胃气上逆。呕吐声响亮有力,来势急骤,属实证、热证;呕吐声低弱无力,来势徐缓,属虚证、寒证。呃逆频作而短,声响有力,多为实热证;呃逆低沉而长,气弱无力,多为虚寒证。嗳气为气自胃中上冲喉间而发,有宿食不化、寒气犯胃、肝胃不和等多种证候,需结合他症辨证。

(二)嗅气味

嗅气味包括嗅患儿口中之气味及大小便、呕吐物等的气味。注意排除因食用某些食物后引起的特殊气味。

口气臭秽,多属胃热,吸气酸腐,多为伤食;口气腥臭,见于血证,如齿衄;口气如烂苹果味,为酸中毒的表现;口有肝腥臭,为肝硬化后期。大便臭秽,是湿热积滞;大便酸臭而稀,多为伤食;下利清谷,无明显臭味,为脾肾两虚。小便短赤,气味臭,为湿热下注;小便清长,是脾肾虚寒之症。吐物酸臭,多因食滞化热;吐物臭秽如粪,多因肠结气阻,秽粪上逆。

三、问诊

问诊是医者通过询问,了解病情的一个重要方法。《景岳全书》中提出的"十问"也基本适用于儿科。婴幼儿尚不会说话,较大儿童虽会说话,但也难以正确表达自己的病情,因此,除年长儿可由自己陈述外,儿科问诊主要靠询问家长或保育员。小儿问诊的内容除与成人相同者外,要注意问年龄、个人史,还要结合儿科病的发展特点进行询问。询问时,必须耐心、细心、热情,充分取得他们的信任与合作。

(一)问年龄

年龄对诊断疾病具有重要意义,儿科某些疾病的发病与年龄有密切关系,儿童用药的剂量也与年龄的大小有关。

问年龄要询问实足年龄,新生儿应问明出生天数,2岁以内的小儿应问明实足月龄,2岁以上的小儿应问明实足岁数及月数。

出生后1周内新生儿易患脐风、胎黄、脐湿、脐疮等,新生儿和乳婴儿易患鹅口疮、脐突、夜啼,婴幼儿易患泄泻、反复呼吸道感染,6个月以后的小儿易患麻疹,1岁左右小儿易患幼儿急疹等传染性疾病,学龄前小儿易患水痘、百日咳等传染性疾病,学龄期儿童易患肾病综合征、过敏性紫癜、风湿热等疾病,青春期女童易患月经不调、痛经、良性甲状腺肿大等疾病。

(二)问病情

问病情包括询问疾病的症状及持续时间,病程中的病情变化和发病的原因等。着重询问以下内容。

1.问寒热

主要问寒热的微甚进退、起始时间、持续时间、高低规律、用药反应等,最好用体温计测量并记录。为了辨别寒热性质,也需结合观察、触摸、询问等。小儿恶寒,发热无汗,多为外感风寒;发热有汗,多为外感风热;寒热往来,多为邪郁少阳;但热不寒为里热,但寒不热为里寒;大热、大汗、口渴不已为阳明热盛;发热持续、热势鸱张或身热不扬,午后热盛,面黄苔腻为湿热内蕴;夏季高热,持续不退,伴有无汗、口渴、多尿,秋凉后自平,常为夏季热。午后或傍晚潮热,伴盗汗者,为阴虚发热。夜间发热,腹壁手足心热,胸满不食者,多为内伤乳食。

2. 问出汗

正常婴儿睡时头额有微微汗出,是正常现象。白天不活动或稍动即汗出,为自汗,是气虚所致;入睡后汗出,醒后汗止为盗汗,是由阴虚或气阴两虚。热病中汗出热不解者,为表邪入里;若口渴、烦躁、脉大、大汗者,为里热实证;若大汗淋漓,伴呼吸喘促,肢冷脉伏者,为阳气将绝元气欲脱之危象。

3. 问头身

婴幼儿头痛常表现为反常哭闹,以手击头或摇头,较大儿童能诉说头痛、头晕及身体其他部位的疼痛和不适。头痛而兼发热恶寒,为外感风寒;头痛呕吐,高热抽搐,为邪热入营,属急惊风;头晕而兼发热,多为外感;头晕而兼面白乏力,多为气血不足;头痛如刺,痛有定处,多为瘀阻脑络。

关节疼痛,屈伸不利,常见于痹证;肢体瘫痪不用,强直屈伸不利为硬瘫,多为风痰入络血瘀气滞;痿软屈伸不能为软瘫,多为肝肾亏虚,筋骨失养。小儿有下肢关节疼痛阵作,发作为时短暂,关节肌肉无变化,亦无其他症状者,可能为生长阶段出现的暂时性络脉不和,俗称"生长痛",不属病态。

4. 问胸腹

胸部不适,年长儿可以自诉,婴幼儿则难以确认。胸部窒闷,喘鸣肩息,多为痰阻气道,肺失宣肃;胸闷胸痛,气短喘促,多为胸阳不振,痰阻气逆;胸闷心悸,面青气短,多为心阳虚衰,血脉瘀滞;胸痛咳嗽,咯吐脓血,多为肺热壅盛,腐肉伤络。

5. 问二便

患儿大小便的数量、性状、颜色、气味及排便时的感觉等情况,有些可从望诊、闻诊中获悉,但通常是通过问诊了解。

6. 问饮食

食伤在儿科病因学中占有重要地位。向家长询问小儿的饮食情况,是儿科问诊不可缺少的内容之一。饮食包括纳食和饮水两方面。小儿能按时饮食,食量正常,不吐不泻者,为胃功能良好的表现。若食欲缺乏,腹部胀满,嗳气吞酸,为伤乳伤食;多吃多便,形体消瘦,多见于疳证之胃强脾弱者。新生儿进乳后容易吐出,多为"溢乳",是脾胃薄弱、胃失和降的表现。渴喜冷饮,多为热证;渴喜热饮,或口不渴,多为寒证;渴欲饮水,口舌干燥为胃热津伤;渴不欲饮,或饮亦不多,多为湿热内蕴。多饮多食,形瘦尿多,为阴虚燥热之消渴;多饮少食,舌干便秘,为胃阴不足之厌食。

7. 问睡眠

小儿睡眠情况,要询问每日睡眠时间,睡中是否安宁,有无惊惕、惊叫、啼哭等。正常小儿睡眠以安静为佳。年龄越小,睡眠时间越长。小儿白天如常,夜不能寐,啼哭不休,或定时啼哭者,为夜啼;睡卧不安,烦躁不宁,多属邪热内蕴,心经郁热;寐不安宁,多汗惊惕,常见于佝偻病脾虚肝旺证;睡中龄齿,或是虫积,或是胃热兼风;寐而不宁,肛门瘙痒,多为蛲虫病;睡中露睛,多为久病脾虚;入夜心怀恐惧而难寐,多为心神失养或惊恐伤神;出现昏睡或嗜睡,在热病中多为邪入心包,或痰蒙清窍所致。

(三)问个人史

个人史包括胎产史、喂养史、生长发育史、预防接种史等。

1. 胎产史

胎产史与新生儿、婴幼儿的疾病诊断关系密切。要问清胎次、产次,是否足月,顺产或难产,有否流产及接生方式、出生地点、出生情况、妊母的营养和健康情况等。如五迟、五软可能与初生不啼(新生儿窒息)有关,脐风因断脐不洁产生,双胎、多胎易见胎怯。

2. 喂养史

小儿特别是婴幼儿的喂养史与生长发育、发病有密切关系,对脾胃病患儿尤当重视。包括喂养方式和辅助食品添加情况,是否已经断奶和断奶后的情况。对年长儿还应询问其饮食习惯,现在的食物种类和食欲等。

3. 生长发育史

生长发育史包括体格生长和智能发育,如坐、立、行、语、齿等出现的时间,囟门闭合的时间,体重、身长等增长情况。对已入学小儿还应了解学习成绩,推测智力情况。

4. 预防接种史

询问何时接种过何种疫苗,接种次数,接种效果。

四、切诊

切诊是医生运用手指切按患儿体表以诊察疾病的方法。切诊包括脉诊和按诊两个方面。

(一)脉诊

1. 正常小儿脉象

健康小儿脉象平和,较成人软而稍数,年龄越小,脉搏越快。

不同年龄的健康小儿,脉息的至数是不相同的,如按成人每次呼吸对应的小儿脉息计算:初生婴儿7～8至,1～3岁6～7至,4～7岁约6至,8～14岁约5至。若因啼哭、活动等使脉搏加快,不可认作病脉。

2. 切诊的年龄和方法

小儿脉诊与成人有所不同。因小儿寸口部位较短,容不下成人三指,故对7岁以下儿童采用"一指定三关"的方法:医生用食指或拇指同时按压寸、关、尺三部,并取轻、中、重三种不同指力,即浮、中、沉三候来体会脉象变化。7岁以上儿童可采用成人三指定寸关尺三部的切脉方法,视患儿寸关尺脉位的长短以调节三指的距离。医生先调匀呼吸,然后集中思想为患者切脉。切脉时间一般不少于1分钟。

3. 小儿病理脉象

小儿患病后脉象较成人简单。一般用浮、沉、迟、数、无力、有力这六种脉代表小儿基本脉象,分别表示疾病的表、里、寒、热、虚、实。同时,也应注意滑、弦、结、代、不整脉等病脉。

(二)按诊

按诊的部位,包括头囟、颈腋、胸腹、四肢与皮肤,一般按自上而下的顺序进行。对小年龄患儿,按诊可不拘顺序,以患儿能配合为宜;按诊时注意手的温度,动作宜轻柔,并辅以言语安慰。

1. 按头囟

小儿囟门逾期不闭或颅骨按之不坚而有弹性感者,为肾气不足、发育欠佳的表现,常见于佝偻病等;囟门凹陷者,为囟陷,多因严重吐泻、亡津液所致;囟门隆凸,按之紧张,为囟填,多为风火痰热上攻;颅骨开解,头缝四破,头大颔缩,囟门宽大者,为解颅,多属先天肾气不足,或后天髓热膨胀之故。

2. 按颈腋

正常小儿在颈项、腋下部位可触及少数绿豆大小之臀核(淋巴结),活动,不硬,不痛,不属病态。耳下腮部肿胀疼痛,咀嚼障碍者,多是流行性腮腺炎；局部肿胀，质地稍硬，抚之灼热，多为热毒痈疖；触及质地较硬之椭圆肿块，推之可移，头面口咽有炎症感染者，属痰热壅结之臖核肿痛（淋巴结炎）；若仅见增大，按之不痛，质坚成串，则为瘰疬（淋巴结结核）。若颈项及全身其他部位见多处核肿大，伴发热、血虚、出血，胁下痞块者，须防内伤恶症（白血病等）。

3. 按胸腹

胸骨高突，按之不痛者为"鸡胸"；脊背高突，弯曲隆起，按之不痛为"龟背"；胸胁触及串珠，两肋外翻，可见于佝偻病。若右上腹胁肋下触及痞块，或按之疼痛，为肝大；左上腹胁肋下触及痞块，为脾大，多为气滞血瘀之证。小儿腹部柔软温和，按之不痛为正常。腹痛喜按，按之痛减者，为虚痛；腹痛喜热敷，为寒痛；腹痛拒按，按之胀痛加剧，为里实腹痛。剑突下疼痛，多属胃脘痛。小儿多啼哭，肚脐外突，按之可推回腹内者，是脐突；脐周疼痛，按之痛减，并可触及条索状包块者，多为蛔虫病；腹胀形瘦，腹部青筋显露，多为疳积；腹部胀满，叩之如鼓者，为气胀；叩之音浊，按之有液体波动之感，多为腹水；右下腹按之疼痛，兼发热，右下肢拘急者多属肠痈。

4. 按四肢

四肢厥冷，多属阳虚；手足心热者，多属阴虚内热或内伤乳食；手背全身俱热者，多属外感表证；高热时四肢厥冷，为热深厥深；四肢厥冷，面白唇淡者，多属虚寒；四肢厥冷，唇舌红赤者，多是真热假寒之象。四肢挛急抽动，为惊风之征；一侧或两侧肢体细弱，常发生在壮热之后，不能活动，可见于小儿麻痹症；暑温证（流行性乙型脑炎）热退后，手足颤动或拘挛，并见肢体强直等，此为后遗症，属虚风内动。

5. 按皮肤

主要了解寒、热、汗的情况。肤冷汗多，为阳气不足；肤热无汗，为热炽所致；手足心灼热为阴虚内热。肌肤肿胀，按之随手而起，属阳水水肿；肌肤肿胀，按之凹陷难起，属阴水水肿。皮肤干燥而松弛，常为液脱之征。

第三节　中医儿科辨证概要

辨证，是指通过望、闻、问、切四诊收集临床资料进行综合分析，从而诊断疾病、辨别证候的中医临证思维方法。儿科疾病的辨证与成人相似，采用的辨证方法包括八纲辨证、病因辨证、脏腑辨证、六经辨证、卫气营血辨证、三焦辨证等。由于小儿的生理病理特点、疾病临床表现和转归与成人均有差异，儿科辨证与辨病常相结合，强调辨证的及时准确，注重主证的同时还要辨识兼夹证。选取辨证方法也有儿科的特点和侧重，临床上常综合应用多种辨证方法。

一、辨证特点

1. 强调儿科辨证准确及时

小儿为"纯阳""稚阴稚阳"之体，患病后传变迅速，"易寒易热""易虚易实"。《温病条辨·解儿难》云："邪之来也，势如奔马；其传变也，急如掣电。"病情变化快，可在较短时间内，邪从表入里，由实转虚，或晨寒暮热、晨热暮寒等。因此，必须根据患儿的病情变化，及时准确辨证，才能及时采取有效措施，控制病情发展变化。

2. 重视辨识主证、兼证与变证

小儿体质特点、感邪性质、用药调护的不同，患病后的病位、病性、病机也在不断发生变化，证候的转化、兼夹、合并等各种情况也会随时发生。因此，在儿科疾病的辨证中，应从错综复杂的病情中找出主证和兼证，及时发现变证。了解儿科疾病证候的演变转化规律，注意邪正消长盛衰的动态变化，及时修改或调整治疗方案。

3. 注意"辨证"与"辨病"相结合

"证"是对疾病所处一定阶段的病理概括。"辨证"是中医认识疾病的基本方法，也是确立治法的前提。只认识疾病发展过程中某一时期阶段中的主要矛盾是不够的，在辨证的同时，还要辨病，包括中医辨病与西医辨病。

了解异病同证、同病异证的病证规律,才能更好地辨证施治,提高临床诊疗水平。

二、辨证方法

1.八纲辨证

"八纲"指阴、阳、表、里、寒、热、虚、实八个纲领,是一种定性辨证,用以明确疾病的病位、病性。病位不外表里,病性可分寒热,邪正盛衰可归虚实,阴阳为统领。同是一种疾病,由于患儿体质的强弱,受邪的深浅,患病的久暂及致病因素的转化不同,八纲辨证的结果不一样,在治疗原则上也就有所差异。小儿脏腑娇柔,卫外不固,容易感受外邪,临床表证多,里证少。小儿体属纯阳,感邪后易从热化,临床热证多,寒证少。但小儿"稚阴未长""稚阳未充",故热病又易寒化,常表现为寒热夹杂。小儿感邪后邪气易实,正气易虚,又常出现虚实错杂。小儿疾病寒热虚实的变化较成人更为迅速复杂,临证时要及时审慎辨别。

2.病因辨证

"病因"是指导致疾病发生的原因,病因辨证除按照陈无择《三因极一病证方论》提出的外因、内因、不内外因三因辨证外,还应注意儿科的病因特点。除外感六淫、内伤七情外,疫气、痰、食也是儿科常见的致病因素。此外,一些慢性疾病,如哮喘、癫痫等,本有夙根,辨证过程中也要注意辨识诱发疾病的因素,消除诱因对疾病防治具有重要意义。

外感六淫,常以风为先导。小儿肺常不足且腠理不密,极易感受风邪,表现为发病迅速,变化快,以恶风、汗出、咽痒、脉浮为证候特点。风邪常夹寒、夹热、夹湿侵犯人体。小儿为"纯阳之体",感邪后易从热化。暑邪具有明显的季节性,具有耗气伤津、多夹湿邪的特点。湿邪包括外感湿邪和内生湿邪,湿性重浊,易阻滞气机,困遏脾胃,加之小儿脾常不足,湿邪浸淫,困倦嗜睡、脘痞等症尤为明显。小儿为"稚阴之体",外感燥邪后更易伤阴,症见口燥咽干、干咳少痰、口渴欲饮、大便干结等。

七情内伤,为不同情志过激所引起的气血失调,以往七情内伤并不作为儿科的主要病因,随着社会的发展,情志因素在儿科疾病辨治中也越来越重要。如目前日趋增多的神经精神疾病儿童多发性抽动障碍,其病因虽主要责之风与痰,但情志因素仍不容忽视。

疫气所引起的发疹性疾病多具有传染性,与气候和环境密切相关。儿童为传染性疾病的易感人群,疫气为儿科常见的病因。随着预防接种的普及,儿科传染病的发病得到了有效的控制,但目前多发、新发传染病,如肠道病毒71型、寨卡病毒、埃博拉病毒等,由于其发病后的传染性和危害性,疫气致病仍需要儿科医生重视。

痰、食既可作为病因,亦为脏腑功能失调之病理产物,常见于儿科疾病。小儿脾常不足,若喂养不当,易为乳食所伤,积滞中焦;至于痰,脾虚生湿,可化湿为痰,外感六淫化热,易炼津为痰。故痰湿、食滞辨证作为八纲、脏腑辨证的补充,常为儿科所用。

3. 脏腑辨证

脏腑辨证是根据藏象学说的理论,对患儿的病证表现加以分析归纳,以辨明病变所在脏腑及所患何证的辨证方法。《黄帝内经》对脏腑的生理、病理进行了详细的论述,建立了脏腑辨证的基础,《金匮要略》创立了根据脏腑病机进行辨证的方法,在《小儿药证直诀·五脏所主》中首次提出"心主惊""肝主风""脾主困""肺主喘""肾主虚",并对五脏与四诊的联系、五脏盛衰与季节时辰的关系、五脏补泻方剂及治疗原则等进行了系统论述,建立了儿科病五脏辨证体系。钱乙以证候为准绳,用风、惊、困、喘、虚来归纳五脏主要证候特点,用虚实寒热来判断脏腑的病理变化,这种学术思想是儿科学中重要的内容。

(1) 肺、大肠病辨证:《小儿药证直诀·五脏所主》言:"肺主喘,实则闷乱喘促,有饮水者,有不饮水者;虚则哽气,长出气。"小儿肺脏的病变常表现为呼吸功能失常,肺气宣肃不利,通调水道失职。外邪易从口鼻皮毛侵入,大肠传导失司,症见咳嗽、气喘、咯痰、小便不利、大便秘结或泄泻等。

(2) 脾、胃病辨证:"脾主困,实则困睡,身热,饮水;虚则吐泻,生风。"小儿脾胃病变常因水谷受纳运化失常,生化无源,气血亏虚,水湿留滞,痰浊内生,乳食积滞,血失统摄等,临床表现为食欲缺乏、恶心呕吐、腹痛腹泻、腹胀水肿、痰涎壅盛、衄血紫癜等。

(3) 肝、胆病辨证:"肝主风,实则目直,大叫,呵欠,项急,顿闷;虚则咬牙,多欠气。热则外生气,湿则内生气。"小儿肝胆病变,常为疏泄功能失常,肝风易动,阴血亏虚,筋脉失养,目失涵养等,临床可出现动风抽搐、黄疸、急躁易怒、胁痛、呕吐、肢体痿痹等症。

（4）心、小肠病辨证："心主惊，实则叫哭发热，饮水而摇；虚则卧而悸动不安。"小儿心与小肠病变，常为心主血的功能失常和心主神志的功能失调，出现心悸怔忡、心烦易惊、夜啼多汗、少血出血、行为失常、神志失聪等症。

（5）肾、膀胱病辨证："肾主虚，无实也，惟疮疹，肾实则变黑陷。"小儿肾与膀胱病变，常表现为藏精、主水、纳气等功能失常，生长发育障碍等，出现水肿、小便异常、久喘、生长障碍、发育迟缓等症。

脏腑辨证作为各种辨证方法的共同基础，无论外感还是内伤杂病中均可应用。脏腑作为构成人体的一个有密切联系的整体，脏腑辨证还包括辨五脏之间的生克乘侮，脏与腑之间互为表里关系在疾病的病理变化中产生不同的证。如肺与大肠相表里，风热犯肺、痰热壅肺等证常并见大便秘结，考虑为肺气失宣，肃降不利，外邪侵肺同时引起大肠传导失司；又如暴吐暴泻、久吐久泻，损伤脾阳，导致脾虚肝旺的慢惊之证，根据五行生克辨证为中土受损，土虚木贼，肝亢风动。

4. 六经辨证

所谓六经，即太阳、阳明、少阳、太阴、少阴、厥阴经。张仲景把一切外感热病在发展变化过程中所出现的证候，按病邪的浅深、病势的缓急、证候的属性、正邪的盛衰等，归纳为六大证候类型，并沿用六经名义，从而确定了六经辨证法。六经辨证在儿科应用中，既见于外感病，也可见于诸般杂病。儿科常见的流行性腮腺炎就常采用六经辨证。

5. 卫气营血辨证

卫气营血辨证，是对温热病采用的一种主要辨证方法。温热病中所言的卫气营血，既是温热性疾病四类不同证候的归类，又代表温热病发展过程中的深浅不同的四个阶段。叶天士在《温热论》中提出："卫之后，方言气，营之后，方言血，在卫汗之可也，到气才可清气，入营犹可透热转气……入血就恐耗血动血，直须凉血散血。"书中较为系统地阐述了这种辨证方法所要分清的先后层次和不同的治疗原则。小儿温热性疾病和传染性疾病多见，故卫气、营、血的辨证方法在儿科疾病中的运用极为重要，如流行性乙型脑炎、猩红热、皮肤黏膜淋巴结综合征等就常采用此法辨证。在小儿温热病程中，卫、气、营、血的界线往往不明确，常卫气同病、气营两燔、营血同病。

6. 三焦辨证

三焦所指有二：一为六腑之一，"三焦者，决渎之官，水道出焉"；一为人体上焦、中焦、下焦的合称。清代吴鞠通将温病分为温热和湿热两类，以四时之气为因，以三焦为经，以卫气营血为纬，作为辨证施治纲领，创立了温病三焦辨证理论，三焦辨证在此基础上更突出了脏腑的具体病位。

儿科应用三焦辨证时要考虑不仅三焦传变可多样，也可见两焦、三焦病证同现。如肾炎水肿，初期症见恶寒发热、颜面浮肿，继之迅速全身水肿、肢体倦怠、脉沉濡，病势继续则症见按肿如泥、深陷不起，可辨证为上焦失固，中焦脾失健运，下焦肾虚火衰。三焦辨证还可应用于儿童急慢性咳嗽、过敏性紫癜等。

上述都是儿科临床常用的辨证方法，有着各自不同的特点，但在临床上又是相互联系、相互补充的。其中八纲辨证有各种辨证方法的共性，为辨证之总纲；脏腑辨证重在辨病位、病性，为辨证之基础；病因辨证是临床认识、分析疾病病因病机的基本方法；六经辨证则结合经络、脏腑、八纲等，为一种综合辨证方法；卫气营血辨证则主要用于温热病辨证。临床上要善于根据不同病证合理运用这些辨证方法，并重视邪正消长盛衰的过程，使辨证更准确，治疗更精准。

第四节　中医儿科治法概要

儿科疾病的中医治疗方法基本与成人一致，可按其治疗手段分为药物疗法和非药物疗法，按其治疗途径分为内治法和外治法等。由于小儿生理、病理、病因、病种与成人有所不同，故在治疗方法、药物剂量、给药途径上也有其特点。中药汤剂内服因吸收快、加减运用灵活、便于喂服而最为常用。中成药易贮存携带，服用方便。药物外治使用简便，易为患儿接受，用于辅治或主治，都有良好的效果，同时也避免了小儿服药难的问题。目前，剂型改革已成为儿科的重要研究课题。此外，推拿、针刺、艾灸等治疗手段，均可根据病证特点及患儿的个体情况加以选择应用。

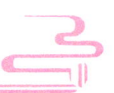

一、内治法

内治法是使药物直接进入体内的治疗方法,是儿科最基本的治疗方法。具体应用时要注意掌握以下几个方面。

(一)用药原则

1. 治疗要及时、正确和审慎

小儿脏腑娇嫩,形气未充,发病容易,传变迅速,易寒易热,易虚易实,因此要辨证准确,掌握有利时机,及时采取有效措施,争取主动,力求及时控制病情的发展变化。《景岳全书·小儿则》说:"但能确得其本而撮取之,则一药可愈。"指出治疗要及时、正确,否则就会贻误病情,造成不良后果。例如,小儿感冒初起只有恶寒发热之表证,若治疗不当,邪气内侵,可演变为肺炎喘嗽。《温病条辨·解儿难》中指出:"其用药也,稍呆则滞,稍重则伤,稍不对证,则莫知其乡,捉风捕影,转救转剧,转去转远。"说明用药稍有不当,极易损害脏腑功能,并可促使病情加重。因此,儿科用药不仅要及时、正确,还应谨慎。

2. 方药力求精简

小儿脏气清灵,随拨随应,其对药物反应较成人灵敏。因此,在治疗时处方用药应力求精简。要根据患儿的年龄大小、体质强弱、病情轻重和服药难易等情况灵活掌握,以"药味少、剂量轻、疗效高"为儿科处方原则。无论正治或反治,或寒或热,或寒温并用,或补或泻,或补泻兼施,总宜轻巧活泼,不可重浊呆滞,注意寒不伤阳、热不伤阴、补不碍邪、泻不伤正。正如明代儿科医家万全在《幼科发挥·五脏虚实补泻之法》中所说:"小儿用药,贵用平和,偏寒偏热之剂不可多服。"尤应注意不得妄用攻伐,对于大苦、大寒、大辛、大热、峻下、毒烈之品,均当慎用。即便有是证而用是药,也应中病即止,或衰其大半而止,不可过剂,以免损伤小儿正气,影响疾病痊愈。

3. 注意顾护脾胃

在治疗疾病的同时要注意扶助患儿生生之气。不论病中还是病后,合理调护均有利于康复,其中以调理脾胃为主。脾胃为后天之本,小儿的生长发育,全靠脾胃化生精微之气以充养,疾病的恢复有赖于脾胃健运生化,先天不足的小儿也要靠后天来调补。儿科医师应十分重视小儿脾胃的特点,处处顾及脾胃之气,切勿使之损伤。

4. 重视先证而治

由于小儿发病容易,传变迅速,虚实寒热的变化较成人为快,故应见微知著,先证而治,挫病势于萌芽之时,挽病机于欲成未成之际。尤其是外感热病,病情发展迅速,而医生在诊察之后,病家需取药煎煮,直到汤药喝下发挥药效,需一段时间,在这一段时间内,病情很可能已经变化。因而,医生应把握这种变化,根据病情的演变规律,提前一步,在相应的证候出现之前预先落实治疗措施,先发制病,药先于证,先证而治,顿挫病势,防止传变达到治病防变的目的。即使是内伤杂病,虚则补之、实则泻之、寒者热之、热者寒之,已成定理,然而补虚致滞、泻实伤正、寒去热生、热清寒至之变不可不知。故用补益的同时,应注意兼以行气,免生中满;在用攻下剂时注意扶正,免耗正气;在用温热药时注意病情热化而稍佐以寒凉;在用寒凉药时应防止中寒内生适当伍以温热,此皆属先证而治之例。

5. 不可乱投补益

"虚则补之",补益之剂对体质虚弱的小儿有增强机体功能,促进生长发育的作用。但是,由于药物每多偏性,有偏性即有偏胜,故虽是补剂也不可乱用。小儿生机蓬勃,只要哺乳得当,护养适宜,自能正常生长发育。健康小儿不必服用补益药,长期补益可能导致性早熟。或者小儿偶受外邪,或痰湿食滞,未能觉察,若继续服用补益之剂,则是闭门留寇,邪留不去,为害匪浅。故补益之剂切不可滥用。

6. 掌握中药用药剂量

小儿用药剂量,常随年龄大小、个体差异、病情轻重、医生经验而不同,不同人种对于中药治疗的敏感性也有一定差异。由于小儿用药一般中病即止,用药时间较短,加上喂服时药物多有浪费,所以小儿中药的用量按体重计算与成人相比相对较大,尤其是益气健脾、养阴补血、消食和中类药性平和的药物,更是如此。但对一些辛热、苦寒、攻伐和药性较猛烈的药物,如麻黄、附子、细辛、乌头、大黄、巴豆、芒硝等,在应用时则应注意控制剂量。

为方便计算,临床上可采用下列比例掌握小儿汤剂方用药总量:新生儿用成人量的1/6,乳婴儿为成人量的1/3～1/2,幼儿及学龄前儿童为成人量的 1/2,学龄期儿童用成人量的 2/3 或近成人量。以上成人量指一般用量,并非指最大用量。儿童用药量采取的是总量控制的方法,可以根据病情需要和临床经验,分别通过精简药味或减少单味药用量来实现。此外还应注意以下几点。

(1)疾病的轻重不同,用量应有所变化。一般的门诊病例和并不十分危重的住院病例,均可按上述比例用量处方。但若病情急重,则不要受此限制。

(2)处方中药味多少不同,用量也要有一定的变化。药味特别少的处方,每味药用量可增大,但以不超过成人一般用量为限。药味多的处方,主药的用量以不减为好,辅助药可以适当减少。

7. 掌握中药的煎服方法

治疗小儿疾病,汤药是一种主要的剂型,煎煮小儿汤剂,一些先煎、后下、包煎和烊冲药物的处理和成人基本相同,但煎煮时间、次数及煎出的药量,又不同于成人。在煎煮前,应将药物用适量清水浸泡 30 分钟,加入的水量,以药物浸透后稍有剩余为限,不能加入太多。煎药开始用旺火,煮开后改用小火再煮 20 分钟左右。如治感冒的中药,煮开后小火再煮 10 分钟;而调补的中药煮开后则小火再煮 30 分钟。每日或每剂煎出的药量,根据年龄大小来决定:婴儿(<1 岁)60～100 mL;幼儿及学龄前儿童(1～6 岁)100～150 mL;学龄期儿童(7～12 岁)150～200 mL。

小儿服中药,要注意以下三个方面:一是根据疾病的性质,确定服药次数,慢性疾病每日分 2～3 次服,新病、急病可分 3～4 次服,或酌情少量多次温服;二是掌握正确的喂药方法,小儿服汤药不能急于求成,对拒服的小儿,可固定头手,用小匙将药液送到舌根部,使之自然吞下,切勿捏鼻,以防呛入气管;三是可以加适量调味品,尤其药味酸苦,可加入适量白糖、冰糖等。此外,小儿服用丸剂、片剂,必须研成细末调服。

(二)常用内治法

在审明病因、分析病机、辨清证候之后,应针对性地采取一定的治疗方法,其中"汗、吐、下、和、温、清、补、消"是最基本的治法。程钟龄《医学心悟·医门八法》说:"论病之原以内伤、外感四字括之。论病之情,则以寒、热、虚、实、表、里、阴、阳八字统之。而论治病之方,则又以汗、和、下、消、吐、

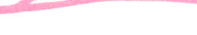

清、温、补八法尽之。"

按照八法原则,根据儿科临床特点,可组合成以下常用内治法。

1. 疏风解表法

疏风解表法适用于外邪侵袭肌表所致的表证,如感冒、咳嗽、咽喉肿痛等,表证可分为风寒外感和风热外感两个主要证型。风寒外感用辛温解表的药物,风热外感用辛凉解表的药物。小儿脾常不足、肝常有余,外感时每易夹滞、夹惊,故在疏风解表方中有时需加用消食导滞、息风镇惊的药物。辛凉解表常用方剂有银翘散、桑菊饮等,辛温解表常用荆防败毒散、葱豉汤等。

2. 止咳平喘法

止咳平喘法适用于邪郁肺经、痰阻肺络所致的咳喘证。如咳嗽、哮喘、肺炎喘嗽等,其发病可分为寒痰内伏和热痰内蕴两类。寒痰内伏可用温肺散寒、化痰平喘的药物;热痰内蕴可用清热化痰、宣肺平喘的药物。寒痰内伏常用方有小青龙汤、射干麻黄汤、麻杏二陈汤等;热痰内蕴常用定喘汤、麻杏石甘汤等。咳喘久病,每易由肺及肾,出现肾虚的证候,此时在止咳平喘的方剂中,可加入温肾纳气的药物,如参蛤散等。

3. 清热解毒法

清热解毒法适用于热毒炽盛的实热证,如温热病、丹毒、疮痈、痄腮等。此法又可分为甘凉清热、苦寒清热、苦泄降热、咸寒清热等,应按邪热之在表、在里,属气、属血,入脏、入腑等,分别选方用药。病邪由表入里而表邪未尽解者,可用栀子豉汤、葛根黄芩黄连汤等清热解毒透邪;证属阳明里热者,可用白虎汤清热生津;湿热化火或湿热留恋,可用白头翁汤、茵陈蒿汤、甘露消毒丹等清热化湿;温热之邪入于营血,可用清营汤、犀角地黄汤、神犀丹等清热解毒凉血;出现丹毒、疮痈疔疖等火毒炽盛者,可用黄连解毒汤、五味消毒饮等清火解毒;肝胆火盛时,可用龙胆泻肝汤等清肝泻火。

4. 消食导滞法

消食导滞法适用于小儿乳食不调,饮食内滞之证。如积滞、伤食吐泻等。消食化积常用保和丸、消乳丸;通导积滞常用枳实导滞丸、木香槟榔丸;消补兼施常用健脾丸、枳术丸等。

5. 利水消肿法

利水消肿法适用于水湿停聚,小便短少而水肿的患儿,可治水肿,小便不利,以及泄泻、痰饮等证。常用方剂,阳水可用麻黄连翘赤小豆汤、五皮饮、五苓散、越婢加术汤等,阴水可用防己黄芪汤、实脾饮、真武汤等。

6. 驱虫安蛔法

驱虫安蛔法适用于小儿各种肠道虫症,如蛔虫、蛲虫、绦虫等。其中尤其以蛔虫变化多端,可合并胆道蛔虫症(蛔厥)、蛔虫性肠梗阻(虫瘕)等。肠道虫症以驱虫为治疗主法,但在蛔厥等一些情况下,也需要先安蛔缓痛,待病势缓和后再予驱虫,并可根据患儿的不同兼证而进行适当的配伍。常用方剂如追虫丸、驱绦汤(槟榔、南瓜子)等,安蛔如乌梅丸。单味炒使君子,嚼服,常用于驱除蛔虫。

7. 镇惊开窍法

镇惊开窍法适用于小儿惊风、神昏之证,如高热惊厥、癫痫、小儿暑温等,常用方剂如羚角钩藤汤、定痫丸、止痉散、安宫牛黄丸、至宝丹、紫雪散、苏合香丸、行军散、玉枢丹等。

8. 健脾益气法

健脾益气法适用于脾胃虚弱,气虚不足的患儿,如久泻、疳证及病后体虚等。常用方剂如参苓白术散、七味白术散、四君子汤、异功散、补中益气汤等。

9. 培元补肾法

培元补肾法适用于小儿胎禀不足,肾气虚弱及肾不纳气之证,如解颅、五迟、五软、遗尿、哮喘等。常用方剂有六味地黄丸、金匮肾气丸、调元散、桑螵蛸散、参蛤散等。小儿时期常见肝肾同病、脾肾同病或肺肾同病,治疗时应配合养肝、健脾、补肺之品。

10. 凉血止血法

凉血止血法适用于小儿诸种出血证候,如鼻衄、齿衄、紫癜、血尿、便血等。常用方剂如犀角地黄汤、玉女煎、小蓟饮子、槐花散等。

11. 活血化瘀法

活血化瘀法适用于各种血瘀之证。常用方剂如桃红四物汤、血府逐瘀汤、少腹逐瘀汤、桃仁承气汤等。基于"气为血之帅,气行则血行",故活血化瘀方中,常辅以行气的药物。

12. 回阳救逆法

回阳救逆法适用于小儿元阳衰脱之危重证候,临床可见面色㿠白,神疲肢厥,冷汗淋漓,气息奄奄,脉微欲绝等。此时必须用峻补阳气的方剂加以救治。常用方剂如四逆汤、参附龙牡救逆汤等。

13. 燥湿理气法

燥湿理气法适用于小儿因湿邪阻滞、脾胃湿困、运化失常所致的病证。常用方剂如藿香正气散、三仁汤、平胃散、胃苓汤、二陈汤等。

14. 益气养阴法

益气养阴法适用于小儿因体虚或病后造成的气阴亏损。常用方剂如生脉散、养胃汤、沙参麦冬汤等。若属心之气阴不足可用炙甘草汤,属肾阴亏损可用左归饮。根据阴阳互根原理,在补阴药中一般应适当辅以补阳药。

二、外治法

(一) 外治法的优点

小儿大多不愿服药,害怕打针,特别是婴幼儿内治给药常有困难。而小儿肌肤柔嫩,脏气清灵,外治之法,作用迅速,使用方便,易为家长和患儿接受,故自古有"良医不废外治"之说。临床实践证明,采用各种外治法治疗小儿常见病、多发病,易为小儿所接受,应用得当,也有较好的疗效。外治法可以单用或与内治法配合应用。

外治诸法,其理与内治诸法相通,也需视病情之寒热虚实进行辨证论治。外治法通常按经络腧穴选择施治部位。《理瀹骈文·略言》说:"外治之理,即内治之理;外治之药,亦即内治之药,所异者法耳。"可见外治与内治的取效机制是一致的。

(二) 常用外治法

目前儿科临床常用的外治法,主要指使用药物进行敷、贴、熏、洗、吹、点、灌等方法治疗,针灸疗法、推拿疗法、拔罐疗法等通常也可归属于外治法。

1. 熏洗法

熏洗疗法是将药物煎成药液,熏蒸、浸泡、洗涤、沐浴患儿局部或全身的治疗方法。利用煮沸的药液蒸气熏蒸皮肤是熏蒸法,药液温度降为温热后浸泡、洗涤局部是浸洗法,以多量药液沐浴全身则是药浴法。

熏蒸法用于麻疹、感冒的治疗及呼吸道感染的预防等,有疏风散寒、解肌清热、发表透疹、消毒空气等功效,如麻疹发疹初期,为了透疹,用生麻黄、浮萍、芫荽子、西河柳煎水后,加黄酒擦洗头部和四肢,并将药液放在室内煮沸,使空气湿润,使体表亦能接触药气。浸洗法用于痹证、痿证、外伤、泄泻、脱肛、冻疮及多种皮肤病,有疏风通络、舒筋活血、祛寒温阳、祛风止痒等功效,又常与熏法同用先熏后洗,如石榴皮、五倍子、明矾煎汤先熏后洗治疗脱肛。药浴法用于感冒、麻疹、痹证及荨麻疹、湿疹、银屑病等多种皮肤病,有发汗祛风、解表清热、透疹解毒、活络通痹、祛风止痒等功效,如苦参汤温浴治疗全身瘙痒症,香樟木汤揩洗治疗荨麻疹,河白草煎汤熏洗躯体治疗阴水浮肿等。

2. 涂敷法

涂敷法是用新鲜的中药捣烂成药糊,或用药物研末加入水或醋调匀成药液,涂敷于体表局部或穴位处的一种外治法。药液用于发热、泄泻、暑疖、湿疹、药疹、烧伤等病证具有清热解毒、温中止泻、活血消肿、燥湿收敛等功效。如白芥子、胡椒、细辛研末,生姜汁调糊,涂敷肺俞穴,治寒喘;鲜马齿苋、鲜乌蔹莓、鲜芙蓉叶、鲜丝瓜叶等,任选一种,捣烂外敷腮部,治疗痄腮。

3. 罨包法

罨包法是将药品置于局部肌肤,并加以包扎的一种外治法。如用皮硝包扎于脐部,用治饮食不节,食积于内,或积滞证时,腹胀腹满、嗳腐酸臭、时有呕恶、舌苔厚腻等症;用大蒜头适量,捣烂后包扎于足心和脐部,有温经止泻的作用,以防治慢性泄泻;用五倍子粉加醋调罨包脐内,治疗盗汗等。

4. 热熨法

热熨法是采用药物、器械或适用的材料经加热处理后,对机体局部进行熨敷的治疗方法。常用的是将药物炒熟后,用布包裹,以熨肌表。热疗法常用于腹痛、泄泻、积滞、癃闭、痹证、痿证、哮喘等病证,具有温中祛寒、理气止痛、通阳利尿、温经通络、祛寒降气等功效。如炒热食盐熨腹部,以治腹痛;用生葱、食盐炒热,脐周围及少腹,以治尿闭;用白、生姜、麸皮,热炒后用布包好,熨腹部,治疗内寒积滞的腹部胀痛;用吴茱萸炒热,布包熨腹部,治风寒腹痛等。热熨疗法应用时应保持连续治疗,可两包药物轮流加热敷。热熨温度以45~55℃为宜,过高会灼伤皮肤,过低则影响疗效。

5. 穴位敷贴法

穴位敷贴法是中医外治法的一种,是以中药敷贴于穴位,通过刺激穴位,发挥药物及穴位的双重功效达到治病、防病目的的疗法。中药通过穴位透皮吸收发挥作用,运用中药穴位敷贴疗法防治小儿常见病、多发病,疗效好,不良作用小,易为小儿所接受,具有简、验、便、廉的优势。临床用于治疗咳嗽、哮喘、反复呼吸道感染、呕吐、腹痛、泄泻、腹胀、便秘、积滞、淋巴结肿大、鼻炎、惊厥、遗尿、免疫功能低下等疾病。

常用穴位敷贴如下。①冬病夏治三伏贴、冬病冬治三九贴:温阳散寒、扶正祛邪、调补阴阳,用于过敏性鼻炎、哮喘、反复感冒、慢性咳嗽、体虚易感、过敏性咳嗽、免疫功能低下、脾胃虚弱、厌食、消化不良。②止咳平喘贴:止咳平喘化痰,用于肺炎、哮喘、慢性咳嗽、过敏性咳嗽、咳嗽变异性哮喘。③消炎散贴:清热解毒、化瘀止痛,用于扁桃体炎、淋巴结炎等致咽痛、腹痛、淋巴结肿大、疼痛。④通便散贴:润肠通便,用于小儿便秘、排便困难。⑤健脾散贴:补气健脾助运,用于小儿脾虚证见厌食、乏力、积滞、慢性泄泻、呕吐、消化不良等。⑥止吐消胀散贴:降逆止呕、理气消胀,用于消化不良、急性胃肠炎、胃肠型感冒、积滞导致的恶心呕吐、腹胀、腹痛等。⑦止泻散:健脾利湿、升阳止泻,用于急性胃肠炎、轮状病毒性肠炎等。⑧暖脐贴:健脾散寒、温中和胃、理气止痛,用于腹痛、腹泻、腹胀等。⑨鼻炎散:散寒通窍,用于鼻炎、鼻窦炎。⑩消积散:健脾消积,用于积滞、消化不良、厌食、腹胀等。以上中药穴位敷贴,临床根据具体辨证,可以单独应用,也可以联合应用。临床最常用神阙穴,即脐中,能健脾和胃、调理胃肠,脐部皮薄,有利于药物透过,可不受肝胃、肠道"首过效应"的影响。

6. 擦拭法

擦拭法用药液或药末擦拭局部,如冰硼散擦拭口腔,或用淡盐水、金银花、甘草煎汤,野菊花煎汤洗涤口腔,以治疗鹅口疮和口疮,或用野蔷薇花露,洗拭口腔治疗鹅口疮。

7. 药袋疗法

药袋疗法是将药物研末装袋,给小儿佩挂或做成枕头、肚兜的外治法。

如用山柰、雄黄、冰片、樟脑等研成末,放入布制囊内,制成香囊,挂于颈下胸前,有预防呼吸道感染的作用。

三、其他中医儿科特色治法

1. 推拿疗法

小儿推拿疗法是运用各种手法作用于小儿身体一定部位或穴位上,达到治疗目的的一种传统方法。此法有促进气血流行、经络通畅、神气安定、脏腑调和的作用。儿科临床常用治疗脾系病证如泄泻、呕吐、腹痛、疳证、厌食等,肺系病证如感冒、发热、咳嗽、肺炎、哮喘等,杂病如遗尿、口疮、近视、痿证、痹证、惊风、肌性斜颈、脑性瘫痪、小儿麻痹症后遗症等。小儿推拿的手法应以轻快柔和为原则,常用的手法主要有推、揉、按、摩、运、掐、搓、摇、捏、拿、拍等。取穴要以脏腑经络、阴阳气血、寒热虚实理论为指导,根据病情灵活选穴。推拿的顺序一般按先推四肢、头面,后推胸腹、脊背,或从上而下,依次推毕。推拿疗法亦有一些禁忌证,如急性出血性疾病、急性外伤、急腹症,皆不宜推拿。还有一些严重的传染病,应采取综合救治措施,而不能单独运用推拿疗法,以免贻误病情。此外,还应注意室温适宜,冬季须防感冒,并注意卫生,防止交叉感染。术者指甲须及时修剪,以防伤及患儿皮肤。

捏脊疗法是小儿推拿疗法中的一种特殊方法,是通过对督脉和膀胱经的按摩,达到调整阴阳、通理经络、调和气血、恢复脏腑功能目的的一种疗法。临床常用于治疗小儿疳证、消化不良、厌食、泄泻、呕吐、便秘、咳喘、夜啼等病证,也可作为保健按摩的方法使用。操作方法:患儿俯卧,医者两手半握拳,两食指抵于背脊之上,再以两手拇指伸向食指前方,合力夹住肌肉提起,而后食指向前,拇指向后退,做翻卷动作,两手同时向前移动,自长强穴起,一直捏到大椎穴即可。如此反复5次,从第3次起,每捏3把,将皮肤提起1次。每日1次,连续6天为1疗程,休息1天,再开始第2个疗程。对脊背皮肤感染、出血的患儿禁用此法。

2. 针灸疗法

针灸疗法包括多种针法和灸法。小儿针灸疗法常用于治疗遗尿、哮喘、泄泻、痢疾、痿证、痹证等病证。小儿针灸疗法所用经穴基本与成人相同,但小儿接受针刺的依从性较差,故一般采用浅刺、速刺的方法,不常深刺和留针;小儿灸治常用艾条间接灸法,与皮肤有适当距离,以皮肤微热、微红为宜。小儿针法除体针外,还常用头针、腕踝针、耳针等。

刺四缝疗法:四缝是经外奇穴,在食、中、无名及小指四指掌面第1指关节横纹的中央,是手三阴经所过之处。针刺四缝穴是小儿针灸疗法中的一种特殊方法,具有健脾开胃、清热除烦、止咳化痰、通畅百脉、调和脏腑的作用。常用于治疗小儿疳证、厌食、咳嗽、百日咳、咳喘等病证。5岁以下,特别是婴幼儿效果更佳。操作方法,皮肤局部消毒后,用三棱针或粗毫针针刺,约一分深,刺后用手挤出黄白色黏液。每周刺1~2次,病重者可隔日刺1次,待病情好转后减为每周1次、10天1次或15天1次,最多不超过10次。刺后24小时内,双手避免接触污物,以防感染。

3. 刮痧疗法

刮痧是以中医经络腧穴理论为指导,通过刮痧器具和手法,在体表穴位进行反复刮动,使皮肤出现红色粟粒状,或暗红色出血点等出痧的变化,从而达到活血透痧的作用。刮痧具有调气行血、活血化瘀、舒筋通络、祛邪排毒等功效,但小儿皮肤娇嫩,刮痧时要注意力度、程度、频率及手法的运用,一般1周1~2次为宜。刮痧疗法在儿科临床应用广泛,如小儿发热、急性上呼吸道感染、急性扁桃体炎、支气管炎、肺炎、慢性咳嗽、支气管哮喘、小儿厌食、小儿便秘、头痛、消化不良等。如刮痧治疗小儿肺炎,症见发热、咳嗽、咳痰、喘促,有风热、痰热、郁热等,通过刮痧可以清热泻肺、通络活血、化痰止咳、透邪外出等,缓解患儿热、咳、痰、喘、扇等急性肺炎症状。王立新教授研发的新型刮痧方法即负压吸痧法是拔罐与刮痧的有机结合。

4. 拔罐疗法

拔罐疗法有促进气血流畅、营卫运行及祛风、散寒、止痛的功效,常用于肺炎喘嗽、哮喘、腹痛、遗尿等病证。儿科拔罐疗法常用口径较小的竹罐或玻璃罐等,留罐时间短。若是1岁以内的小儿,或高热抽风、水肿、出血、严重消瘦、皮肤过敏、皮肤感染者,不宜采用此法。

根据患儿不同病情,证候分型,选取合适的部位和穴位,在患儿皮肤上应用普通火罐或竹罐进行拔罐治疗,拔罐可以使局部皮肤充血,毛细血管扩张,从而达到疏通经络、活血化瘀、调畅气机、调理脏腑等目的。临床适用于感冒、咳嗽、肺炎喘嗽、哮喘、消化不良、胃脘痛等病证。如罐疗联合敷贴肺俞穴治疗咳嗽,拔罐联合敷贴神阙穴治疗发热,背部拔罐治疗肺炎喘嗽恢复期痰鸣等。

5. 饮食疗法

本法又称"食疗",是在中医理论指导下,将食物或药食同源的中药制成膳食或药膳,利用食物的寒热温凉偏性,作用于有关脏腑,以调节机体功能,达到防治疾病、养生健体目的的方法。食疗侧重调节机体功能、促进病体康复,临床上一般只作为主要治疗方法之外的一种辅助疗法。饮食疗法中小儿常用的饮食种类有粥、汤、饮、汁、羹、露、茶、糕、饼、膏、糖等,其中尤以粥类用途最广。常用的如茯苓饼、山楂糕、健脾八珍糕、山药粥等。饮食疗法要根据小儿特点,因质制宜,因时而变,辨证施用,同时注意饮食宜忌等。

6. 耳穴疗法

中医理论认为,人体五脏六腑在耳朵上有相应的穴位,即耳穴。用王不留行或揿针刺激这些穴位,可起到防病治病的作用。临床用于治疗感冒、咳嗽、厌食、夜惊、抽动障碍、消化不良、腹痛、遗尿等病证。如耳穴压豆治疗小儿近视、抽动障碍等。

7. 负压吸痧

负压吸痧法是指通过捏、挤、按压硅胶罐,负压移动促使皮肤出痧的方法。负压吸痧法具有平衡阴阳、行气活血、调和脏腑、疏通经络的功效,操作简单,痛苦较小,安全,易于被儿童接受。负压吸痧在肺系疾病治疗中,可缩短病程、提高疗效。

《黄帝内经》中运用砭石、灸法、熨法、导引、按跷等多种外治法,既能治疗人体外部皮肤疾病,又能治疗五脏六腑疾病,《灵枢·海论》:"夫十二经脉者,内属于脏腑,外络于肢节。"运用中医经典理论指导临床,尤其是中医外治法,对于小儿来说,应用甚广。小儿吃药、打针困难,而中医外治法操作方便、简便易行、痛苦少、小儿容易接受,受到广大家长欢迎,特别需要中医特色疗法,所以中医的外治法和中医药特殊制剂,如小儿膏方,值得我们深入研究,并进一步传承和继续发扬光大。

第四章
中医儿科优势病种临床诊疗方案

为进一步加强中医重点专科建设,提高中医临床疗效,国家中医药管理局于2011年1月发布了《儿科7个病种的中医诊疗方案》,该方案包括小儿紫癜(过敏性紫癜)、肺炎喘嗽(肺炎)、小儿反复呼吸道感染、小儿哮喘(支气管哮喘)、小儿泄泻(小儿腹泻病)、五迟、五软、五硬(脑性瘫痪),以及小儿肌性斜颈。2019年1月,国家中医药管理局委托中华中医药学会制订了95个中医优势病种的中医诊疗方案(2018年版),其中儿科病种亦有7个,包括手足口病(重型)、儿童病毒性心肌炎、儿童紫癜性肾炎、小儿腹痛(小儿肠系膜淋巴结炎)、小儿急乳蛾(小儿急性扁桃体炎)、小儿神经性尿频、水肿病(小儿原发性肾病综合征)。本章为根据上述2次发布的内容整理。

第一节 小儿紫癜(过敏性紫癜)

一、诊断

(一)疾病诊断

1. 中医诊断标准

参照新世纪教材《中医儿科学》(汪受传主编,中国中医药出版社出版,2002年)。

(1)主要症状:皮肤、黏膜出现瘀斑、瘀点,对称分布。

(2)次要症状:常伴关节疼痛,腹痛,严重者可出现出血、鼻衄、齿衄、呕血、便血、尿血等。

(3)起病急骤,发病前常有感染等诱因。

2.西医诊断标准

参照《诸福棠实用儿科学》(第7版,胡亚美主编,人民卫生出版社,2002年)。

(1)皮肤瘀点,多见于下肢及臀部,呈对称分布,分批出现,大小不等,压之不褪色,可融合成片,反复发作。

(2)常伴有胃肠道症状,如恶心、呕吐、腹痛,严重者可出现呕血、便血。

(3)可有关节疼痛,多为一过性,不留关节畸形。

(4)肾脏症状,如蛋白尿、血尿等。

(5)血小板计数无明显下降。

单纯皮肤紫癜者,称为皮肤型;皮肤紫癜伴有消化道症状者,称为腹型;伴有关节症状者,称为关节型;伴有血尿和(或)蛋白尿者,称为肾型;伴有皮肤紫癜以外两种以上表现者,称为混合型。

(二)证候诊断

1.风热伤络证

起病较急,皮肤紫斑色较鲜红,呈腰部以下对称性分布,略高出皮肤,或有痒感。伴有发热、腹痛、关节酸痛等症。舌尖红,苔薄黄,脉浮数。

2.血热妄行证

起病较急,皮肤出现瘀点、瘀斑,色泽鲜红或紫红,或伴鼻衄、齿衄、便血、尿血,同时见心烦、口渴、便秘,或有发热,或伴腹痛,或伴关节疼痛。舌红,脉数有力。

3.阴虚火旺证

皮肤有青紫点或斑块,时发时止。手足烦热,颧红咽干,或午后潮热,盗汗,伴有鼻衄、齿衄。舌红、少苔,脉细数。

4.气不摄血证

病程较长,皮肤紫斑反复发作,色淡。面色㿠白,神倦乏力,头晕目眩,心悸少寐。舌淡,苔薄白,脉细弱。

二、治疗方案

(一)辨证选择口服中药汤剂

1. 风热伤络证

(1)治法:疏风清热,凉血活血。

(2)推荐方药:银翘散加减。金银花、连翘、淡竹叶、薄荷、防风、牛蒡子、黄芩、生地黄、玄参、赤芍、紫草、丹参、川芎、水牛角、地肤子、徐长卿。

2. 血热妄行证

(1)治法:清热解毒,凉血化瘀。

(2)推荐方药:犀角地黄汤加味。水牛角、生地黄、牡丹皮、赤芍、紫草、玄参、黄芩、丹参、川芎、地肤子、徐长卿、甘草。

3. 阴虚火旺证

(1)治法:滋阴降火,凉血化瘀。

(2)推荐方药:知柏地黄丸加减。熟地黄、黄柏、知母、山药、山茱萸、牡丹皮、泽泻、茯苓、丹参、川芎、紫草、旱莲草。

4. 气不摄血证

(1)治法:益气健脾摄血。

(2)推荐方药:归脾汤加减。黄芪、生地黄、山茱萸、山药、茯苓、泽泻、牡丹皮、丹参、川芎、紫草等。

5. 兼证加减

(1)血瘀明显:加积雪草、丹参、红花、水蛭、桃仁、泽兰等。

(2)兼湿热:加蒲公英、石韦、车前子、萹蓄等。

(3)兼湿浊:加黄连、大黄、蒲公英、附子等。

(4)腹痛者:加佛手、香橼皮、白芍、砂仁、木香等。

(5)关节肿痛者:加秦艽、忍冬藤、牛膝、桑枝等。

(二)辨证选择中药注射液及中成药

根据病情,酌情选用中药注射液、中成药。

1. 丹参制剂

有血瘀表现者可用丹参制剂(复方丹参、丹参酮、香丹、丹红等)加入5%

葡萄糖注射液中静脉滴注。

2. 清开灵、穿心莲内酯或热毒宁

加入5%葡萄糖注射液中静脉滴注,适用于兼有风热症状者。

3. 中成药

血瘀明显者可使用复方丹参片;胃肠道出血者可选用云南白药胶囊;有风热证者可选用蒲地蓝消炎口服液、小儿清热宁口服液等。紫癜反复发作者可选择雷公藤多苷片。

(三)外治法

多选用中药熏蒸疗法。可根据临床辨证分型选择不同的方药。参考用方如下。

1. 血热妄行和阴虚火旺证

可选用生地黄、牡丹皮、赤芍、紫草、当归、地肤子、苦参、红花。

2. 风热伤络证

可选用苦参、百部、赤芍、当归、荆芥、防风、地肤子、红花。

根据患儿的不同年龄设定适宜温度和时间。

(四)儿科基础治疗

1. 营养支持疗法

可选用维生素、电解质等。

2. 合并感染时治疗

可短期使用抗感染药物,如抗生素、抗支原体药物、抗病毒药物等。

(五)护理要点

1. 一般护理

包括房间、床铺、生命体征的测量等。

2. 饮食护理

忌食容易引起过敏之物;忌食辛辣、海腥发物和煎炸、炙烤、油腻、硬固之品。根据患儿体质制订饮食计划。

3. 情志护理

向患儿及其家属介绍本病知识,减轻其紧张及恐惧心理,保持心态稳定,树立战胜疾病的信心。

三、疗效评价

1. 中医证候疗效评价标准

通过中医四诊信息动态分析,观察中医证候改变。

2. 疾病疗效评价标准

(1)临床缓解:皮肤紫癜消失,关节疼痛、腹痛消失,评价前1周无反复。

(2)显效:关节疼痛、腹痛消失,皮肤紫癜反复次数、出现数量较前明显减少50%以上。

(3)有效:关节疼痛、腹痛消失,皮肤紫癜反复次数、出现数量较前减少30%~50%。

(4)无效:紫癜仍反复发作,出现次数、数量较前减少小于30%或较前加重。

第二节 肺炎喘嗽(肺炎)

一、诊断

(一)疾病诊断

1. 中医诊断标准

参照中华人民共和国中医药行业标准《中医儿科病证诊断疗效标准》(ZY/T 001.4—1994)肺炎喘嗽的诊断依据。

(1)起病较急,有发热、咳嗽、气促、鼻扇、痰鸣等症,或有轻度发绀。

(2)病情严重时,喘促不安,烦躁不宁,面色灰白,发绀加重,或高热持续不退。

(3)禀赋不足患儿,常病程迁延。新生儿患本病时,可出现拒乳、口吐白沫、精神萎靡等不典型临床症状。

(4)肺部听诊:肺部有中、细湿啰音,常伴干啰音,或管状呼吸音。

(5)血常规:大多数白细胞总数增高,中性粒细胞增多。若因病毒感染引起者,白细胞计数可减少、稍增或正常。

(6)X射线检查:肺纹理增多、紊乱,透亮度降低,或见小片状、斑点状模糊阴影,也可呈不均匀大片阴影。

2.西医诊断标准

参照《儿童社区获得性肺炎管理指南(试行)》(中华医学会儿科学分会呼吸学组、《中华儿科杂志》编辑委员会,2007年)。

(1)有外感病史或传染病史。

(2)起病较急,轻者发热咳喘,喉间痰多,重者高热不退、呼吸急促、鼻翼扇动,严重者出现烦躁不安等症状,发展为变证可出现面色苍白、青灰或唇甲发绀,四肢不温或厥冷,短期内肝大。或持续壮热,神昏谵语,四肢抽搐。新生儿、素体阳气不足的婴幼儿上述部分症状可不典型。

(3)肺部听诊可闻及中、细湿啰音。

(4)实验室检查:①胸部X射线检查。肺纹理增多、紊乱,可见小片状、斑片状阴影,或见不均匀的大片状阴影。②周围血常规检查。细菌性肺炎白细胞总数及中性粒细胞增多;病毒性肺炎白细胞总数正常或降低,淋巴细胞可增多。③病原学检查。如细菌培养、呼吸道病毒检测、肺炎支原体检测等,可获得相应的病原学诊断。病原特异性抗原或抗体检测常有早期诊断价值。

(二)证候诊断

1.风热闭肺证

咳嗽,喘急,鼻扇,或伴发热重,恶风,鼻塞流涕,咽红,舌质红,苔薄白或薄黄,脉浮数或指纹紫红于风关。

2.痰热闭肺证

咳嗽痰多,喉间痰鸣,呼吸急促,发热,胸闷纳呆,泛吐痰涎,舌红苔黄厚,脉滑数或指纹紫于风关。

3.毒热闭肺证

高热不退,咳嗽剧烈,气急喘憋,便秘溲赤,面赤唇红,烦躁口渴,舌红而干,舌苔黄腻,脉滑数或指纹青紫。

4.正虚邪恋证(肺脾气虚证与阴虚肺热证)

在肺炎病程恢复期症状减轻,体温趋于正常,但表现有多汗、胃肠功能

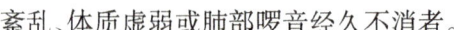

紊乱、体质虚弱或肺部啰音经久不消者。

(1)阴虚肺热证:可有低热不退,咳嗽少痰,盗汗,面色潮红,唇红,舌红少津,舌苔花剥,苔少或无苔,脉细数或指纹紫。

(2)肺脾气虚证:可有咳少痰多,神疲倦怠,面色少华,自汗食少,大便稀溏,唇舌淡红,脉细弱无力或指纹淡红。

二、治疗方案

(一)辨证选择口服中药汤剂或中成药

1. 中药汤剂

(1)风热闭肺证

1)治法:疏风清热,宣肺开闭。

2)推荐方药:银翘散合麻杏石甘汤加减。炙麻黄、生石膏、杏仁、甘草、金银花、连翘、薄荷、牛蒡子。

(2)痰热闭肺证

1)治法:清热涤痰,泄肺开闭。

2)推荐方药:五虎汤合葶苈大枣泻肺汤加减。炙麻黄、石膏、杏仁、甘草、葶苈子、鱼腥草、瓜蒌壳、桑白皮。

(3)毒热闭肺证

1)治法:清热解毒,泄肺开闭。

2)推荐方药:黄连解毒汤合三拗汤加减。炙麻黄、杏仁、枳壳、黄连、黄芩、栀子、石膏、甘草、知母。

(4)正虚邪恋证

1)肺脾气虚证

治法:健脾益气,宣肺化痰。

推荐方药:人参五味子汤加减。人参、白术、云苓、五味子、麦冬、炙甘草。

2)阴虚肺热证

治法:清热宣肺,养阴益胃。

推荐方药:沙参麦冬汤合养阴清肺汤加减。北沙参、玉竹、麦冬、天花粉、扁豆、桑叶、玄参、贝母、生甘草。

2. 中药煮散剂

根据病情需要选择中药煮散剂。针对肺炎喘嗽的常证，以宣肺开闭、清热化痰为基本原则，选用儿科院内制剂中药煮散剂，再结合患儿临床表现、舌象、脉象，根据不同证型随症加减。

煮散剂服用方法：每日2～3次，水煎滤渣服。

3. 中成药

辨证选择小儿肺热咳喘口服液、金振口服液、猴枣散等。

（二）中药注射液

热毒宁注射液、喜炎平注射液等，根据说明书按儿童年龄及体重计算用量。

（三）外治法

1. 药物敷胸疗法

适用于肺炎喘嗽（肺炎轻症）各证型。

2. 药物穴位敷贴疗法

适用于肺炎喘嗽（肺炎轻症）咳嗽或气喘症状明显者。

3. 肺炎贴经皮治疗

适用于咳嗽气促，或痰多难咯，或肺部听诊有明显的湿啰音者。

4. 雾化吸入疗法

适用于咳嗽气促，或痰多难咯者。

5. 药物敷脐疗法

适用于肺脾气虚证者。

6. 中药灌肠法

口服中药困难者可选择中药灌肠法，根据不同证型配取相应的中药液体（辨证汤剂）。

7. 拔罐疗法

适用于肺炎后期痰多，肺部啰音难消者。

8. 天灸疗法

即冬病夏治穴位贴敷疗法，适用于慢性肺炎与反复肺炎的患儿。

(四)护理要点

(1)室内通风,保持安静,尽量避免患儿烦躁、哭闹。
(2)保持呼吸道通畅,必要时吸痰。
(3)必要时吸氧,一般采用40%~50%氧气湿化后经鼻管或面罩给氧。
(4)给予容易消化且富有营养的食物。
(5)密切观察病情变化,做好出入量、体温、脉搏、呼吸、血压等记录。
(6)控制钠、水摄入,输液时避免速度过快、液体量过多,以防止增加心脏负担。

三、疗效评价

(一)评价指标

1. 主要症状

发热、咳嗽、痰鸣、喘促四大主症的改善情况。

2. 体征

肺部啰音改善情况。

3. 理化指标

X射线全胸片阴影吸收情况。

(二)评价标准

1. 临床痊愈

体温恢复正常,咳嗽、咯痰、喘促主症消失,其他临床症状消失或明显好转;肺部体征消失或X射线全胸片阴影明显吸收。

2. 显效

体温恢复正常,咳嗽、咯痰、喘促主症及其他临床症状明显好转。肺部体征明显好转。

3. 有效

发热、咳嗽、咯痰、喘促主症减轻及肺部体征好转。

4. 无效

发热、咳嗽、咯痰、喘促主症及肺部体征无明显变化或加重,其他临床症状也多无改善或加重。

第三节 小儿反复呼吸道感染

一、诊断

(一)疾病诊断

参照2008年中华医学会儿科学分会修订的《反复呼吸道感染的临床概念和处理原则》。根据年龄、潜在的原因及部位不同,将反复呼吸道感染分为反复上呼吸道感染和反复下呼吸道感染,后者又可分为反复气管支气管炎和反复肺炎。具体判断条件见表4-1。

表4-1 反复呼吸道感染判断条件

年龄/岁	反复上呼吸道感染/ (次/年)	反复下呼吸道感染/(次/年)	
		反复气管支气管炎	反复肺炎
0~2	7	3	2
2+~5	6	2	2
5+~14	5	2	2

注:①两次感染间隔时间至少7 d。②若上呼吸道感染次数不够,可以将上、下呼吸道感染次数相加,反之则不能。但若反复感染以下呼吸道为主,则定义为反复下呼吸道感染。③需连续观察1年。④反复肺炎是指1年内反复患肺炎两次,肺炎需由肺部体征和影像学证实,两次肺炎诊断期间肺炎体征和影像学改变应完全消失。

(二)证候诊断

参照普通高等教育"十一五"国家级规划教材《中医儿科学》(汪受传主编,中国中医药出版社,2007年)及中华人民共和国国家标准《中医临床诊疗术语 证候部分》(GB/T 16751.2—1997)。(注:该标准已废止,现行标准为GB/T 16751.2—2021)

1.肺脾气虚证

屡受外邪,咳喘迁延不已,或愈后又作,面黄少华,纳呆食少,倦怠乏力,或恣食肥甘生冷,肌肉松弛,或大便溏薄,咳嗽多汗,唇口色淡,舌质淡红,脉弱,指纹淡。

2.气阴两虚证

反复感冒,手足心热,低热,盗汗,神疲乏力,平时多汗,口干喜饮,纳呆食少,肌肉松弛,咽红,舌红少苔或无苔,脉细无力,指纹淡红。

3.肺胃积热证

反复感冒,口渴,伴口臭或口舌生疮,夜寐欠安,纳差,大便干,咽红,舌红,苔厚或黄,脉滑数。

二、治疗方案

(一)辨证选择口服中药汤剂或中成药

1.肺脾气虚证

(1)治法:补益肺脾。

(2)推荐方药:玉屏风散加味。黄芪、防风、白术、党参、山药、煅牡蛎、陈皮、甘草。

(3)中成药:童康片、玉屏风口服液、玉屏风颗粒等。

2.气阴两虚证

(1)治法:益气养阴。

(2)推荐方药:玉屏风散合沙参麦冬汤加减。黄芪、防风、白术、沙参、麦冬、五味子、鸡内金、焦麦芽、焦山楂、焦神曲。

(3)中成药:槐杞黄颗粒等。

3.肺胃积热证

(1)治法:清宣肺胃。

(2)推荐方药:凉膈散加减。连翘、栀子、黄芩、薄荷、桔梗、牛蒡子、芦根、大黄、芒硝、竹叶、生石膏、甘草。

(二)外治法

1.捏脊疗法

操作时用双手的中指、无名指和小指握成半拳状,食指半屈,拇指伸直对准食指前半段,然后顶住患儿皮肤,拇、食指前移,提拿皮肉。自尾椎两旁双手交替向前,推动至大椎两旁,算作捏脊 1 遍。每次捏脊 6 遍。每天捏 1 次,每周治疗 5 天,4 周为 1 个疗程。

2. 穴位注射法

双侧足三里穴位注射黄芪注射液。常规消毒,得气后注射药液,每次每穴 0.2~0.3 mL。隔 3~4 天注射 1 次,1 周 2 次,4 周为 1 个疗程。

三、疗效评价

(一)评价标准

1. 临床痊愈

随访 12 个月,呼吸道感染次数和病情符合同年龄组正常标准。

2. 显效

随访 12 个月,呼吸道感染次数较治疗前平均数减少 2/3 以上。

3. 有效

随访 12 个月,呼吸道感染次数较治疗前平均数减少 1/3~2/3。

4. 无效

随访 12 个月,呼吸道感染次数较治疗前平均数减少 <1/3。

(二)评价方法

(1)疗效观察时间应在 1 年以上,注意排除随访期间的混杂因素,同时在进行疗效比较时要考虑中医药干预的季节性。

(2)疗效评价在强调呼吸道感染次数的同时,还可包括病情轻重(上呼吸道感染、气管支气管炎、肺炎)、病程长短(患病天数)等内容。

(3)在疾病疗效评价的同时,宜进行中医证候疗效的评价,全面客观地评价中医药防治小儿反复呼吸道感染的有效性和安全性。

第四节 小儿哮喘（支气管哮喘）

一、诊断

（一）疾病诊断

1. 中医诊断标准

参照中华人民共和国中医药行业标准《中医儿科病证诊断疗效标准》（ZY/T 001.4—1994）。

（1）发作前有喷嚏、咳嗽等先兆症状，或突然发作。发作时喉间痰鸣，呼吸困难，伴呼气延长；咯痰不爽，甚则不能平卧，烦躁不安等。

（2）常因气候转变、受凉，或接触某些过敏物质等诱发。

（3）可有婴儿期湿疹史或家族过敏史。

（4）两肺布满哮鸣音，呼气延长，或闻及湿啰音，心率增快。

（5）实验室检查白细胞总数正常，嗜酸性粒细胞可增高，可疑变应原皮肤试验常呈阳性。大部分患儿特异性 IgE 明显升高。伴肺部感染时，白细胞总数及中性粒细胞均可增高。

2. 西医诊断标准

参照由中华医学会儿科分会呼吸学组等制定的《儿童支气管哮喘诊断与防治指南》（2008年）。

（1）反复发作喘息、咳嗽、气促、胸闷，多与接触变应原、冷空气、物理、化学性刺激、呼吸道感染及运动等有关，常在夜间和（或）清晨发作或加剧。

（2）发作时在双肺可闻及散在或弥漫性、以呼气相为主的哮鸣音，呼气相延长。

（3）上述症状和体征经抗哮喘治疗有效或自行缓解。

（4）除外其他疾病所引起的喘息、咳嗽、气促和胸闷。

（5）临床表现不典型者（如无明显喘息或哮鸣音），应至少具备以下1项。

1）支气管激发试验或运动激发试验阳性。

2）证实存在可逆性气流受限。①支气管舒张试验阳性：吸入速效 $β_2$ 受体激动剂（如沙丁胺醇）后 15 分钟第 1 秒用力呼气量（FEV_1）增加≥12%；②抗哮喘治疗有效：使用支气管舒张剂和口服（或吸入）糖皮质激素治疗 1～2 周后，FEV_1 增加≥12%。

3）最大呼气流量（MEF）每日变异率（连续监测 1～2 周）20%。

符合第 1～4 条或第 4、5 条者，可以诊断为哮喘。

3. 分期标准

参照中华医学会儿科分会呼吸学组制订的《儿童支气管哮喘诊断与防治指南》（2008 年）将哮喘分为三期：急性发作期、慢性持续期和临床缓解期。

（1）急性发作期：突然发生喘息、咳嗽、气促、胸闷等症状，或原有症状急剧加重，两肺听诊可闻及哮鸣音。

（2）慢性持续期：近 3 个月内不同频度和（或）不同程度地出现过喘息、咳嗽、气促、胸闷等症状。

（3）临床缓解期：经过治疗或未经治疗症状、体征消失，肺功能恢复到急性发作前水平，并维持 3 个月以上。

4. 哮喘急性发作严重度分级

参照由中华医学会儿科分会呼吸学组等制定的《儿童支气管哮喘诊断与防治指南》（2008 年），见表 4-2。

表 4-2 哮喘急性发作严重度分级

临床特点	轻度	中度	重度	危重度
气短	走路时	说话时	休息时	
体位	可平卧	喜坐位	前弓位	
讲话方式	能成句	成短句	说单字	难以说话
精神意识	可有焦虑烦躁	常有焦虑烦躁	常有焦虑烦躁	嗜睡、意识模糊
呼吸频率	轻度增加	增加	明显增加	减慢或不规则
辅助呼吸肌活动及三凹征	常无	可有	通常有	胸腹反常运动
哮鸣音	散在、呼气末期	响亮、弥漫	响亮、弥漫、双相	减弱乃至消失

注：只要存在某项严重程度的指标（不必全部指标存在），就可归入该严重程度。

(二)证候诊断

1. 急性发作期

(1)寒性哮喘:咳嗽气喘,喉间哮鸣,痰多白沫,鼻流清涕,面色淡白,形寒肢冷,舌淡苔白,脉浮滑。

(2)热性哮喘:咳嗽气喘,喉间哮鸣,痰稠色黄,鼻流浊涕,发热面红,口干咽红,舌红苔薄黄或黄腻,脉滑数。

(3)外寒里热:咳嗽气喘,喉间哮鸣,痰黏色黄,鼻流清涕,舌红苔薄白或薄黄,脉浮紧或滑数。

(4)虚实夹杂:咳喘持续发作,喘促胸满,端坐抬肩,平卧难,面色晦滞带青,畏寒肢冷,神疲纳呆,小便清长,舌淡苔薄白,脉无力。

2. 慢性持续期和临床缓解期

(1)痰瘀内伏证:喘息、气促、胸闷等症状缓解,咳嗽减轻,痰液减少,面色如常,二便调,纳增,夜寐安。舌淡或淡暗,苔薄腻,脉弦滑。

(2)肺气亏虚证:乏力自汗,易于感冒,面色淡白。舌淡苔薄白,脉细无力。

(3)脾气亏虚证:食少便溏,倦怠乏力,面色少华。舌淡苔少,脉缓无力。

(4)肾气亏虚证:动则气促,面色淡白,形寒畏冷,下肢欠温,小便清长。舌淡苔薄,脉细无力。

二、治疗方案

(一)辨证选择口服中药汤剂或中成药

1. 急性发作期

(1)寒性哮喘证

1)治法:温肺化痰,降气平喘。

2)推荐方药:小青龙汤加减。炙麻黄、桂枝、干姜、细辛、五味子、苏子、制半夏、白芍、甘草等。

3)中成药:小青龙口服液等。

(2)热性哮喘证

1)治法:清肺化痰,降气平喘。

2)推荐方药:麻杏石甘汤加减。炙麻黄、杏仁、生石膏、地龙、葶苈子、甘草等。

3）中成药：咳喘宁口服液等。

（3）外寒里热证

1）治法：解表清里，止咳定喘。

2）推荐方药：大青龙汤加减。炙麻黄、桂枝、生姜、生石膏、白芍、黄芩、五味子、甘草等。

（4）虚实夹杂证

1）治法：温肺平喘，补肾纳气。

2）推荐方药：参附龙牡汤加减。党参、制附子、细辛、煅龙骨、煅牡蛎、苏子、甘草等。

2. 慢性持续期和临床缓解期

（1）痰瘀内伏证

1）治法：化痰止咳。

2）推荐方药：二陈汤加桃仁。陈皮、姜半夏、茯苓、桃仁、甘草。

（2）肺气亏虚证

1）治法：益肺固表。

2）推荐方药：玉屏风散加减。生黄芪、白术、防风、甘草等。

3）中成药：玉屏风颗粒或玉屏风冲剂等。

（3）脾气亏虚证

1）治法：健脾化痰。

2）推荐方药：六君子汤加减。党参、白术、茯苓、陈皮、制半夏、甘草等。

（4）肾气亏虚证

1）治法：补肾益气。

2）推荐方药：金匮肾气丸加减。制附子、肉桂、熟地黄、山药、山茱萸、茯苓、泽泻、牡丹皮、甘草等。

3）中成药：金匮肾气丸等。

（二）特色疗法

1. 急性发作期

针灸疗法：主要取定喘、天突、内关等穴位。

2. 慢性持续期和临床缓解期

（1）穴位敷贴

1）适应证：3～16岁；未合并其他病证；对治疗药物或治疗仪不过敏。

2）操作方法：取白芥子、细辛、甘遂等中药按一定比例加工粉碎，用生姜汁调制成干湿适中的稠糊状，做成直径为2～3 cm、厚度为0.5 cm左右的药饼，敷在患儿双侧定喘、肺俞、膏肓等穴位上，每次数十分钟至数小时，每周治疗1～2次，共治疗3～6次。可加用经络导平治疗仪等仪器。

3）注意事项：治疗时避免电扇、空调直吹；治疗当日忌食酸冷、辛辣、油腻等食物。敷药后，有些患儿会出现麻木、温、热、痒、针刺、疼痛等感觉，也有些患儿无明显感觉，这些均属于药物吸收的正常反应。如果感觉特别剧烈，达到难以忍受的程度，应及时取下药物，用温水冲洗局部。

（2）膏方：冬至时开展。

1）推荐方药：玉屏风散、人参五味子汤、四君子汤、补肾地黄丸、二陈汤等。胶类主要用阿胶，配料主要为冰糖、料酒等。

2）制作方法：将药浸一宿，武火煎取三汁，沉淀沥清；文火收膏，加入料酒烊化的阿胶、冰糖，熬至滴水成珠为度。可由定点的中药店代为制作。

3）服用方法：一般在冬至前2周开出膏方，冬至后开始服用，每次1汤匙，2次/日，用温开水调服。每料膏方约服2个月。

4）注意事项：其间如遇感冒、食滞、腹泻等需暂停数天。

（三）预防调护

（1）避免接触变应原，如花粉、尘螨、应用阿司匹林药物及食用含添加剂的食物等；避免各种诱发因素，如被动吸烟、闻漆味、饮用冰冷饮料等。

（2）注意预防呼吸道感染，尤其是呼吸道合胞病毒感染与小儿哮喘密切相关。积极治疗和清除感染病灶，如及时治疗鼻窦炎、鼻息肉、扁桃体炎、龋齿等。

（3）避免过劳、淋雨、剧烈运动及精神情绪方面的刺激。

（4）注意气候变化，居室宜空气流通，保证适宜湿度，阳光充足。冬季要保暖，夏季要凉爽通风。

（5）饮食宜清淡而富有营养，忌食生冷、油腻、辛辣酸甜及鱼虾等海鲜食物。

三、疗效评价

（一）评价标准

1. 临床痊愈

哮喘症状完全缓解，平时基本不发作，即使偶有轻度发作也无须用药即可缓解，两肺听诊无喘鸣音。

2. 显效

哮喘发作次数明显减少，发作时症状较前明显减轻，两肺听诊偶闻及喘鸣音。

3. 有效

哮喘发作次数有所减少，发作时症状较前有所减轻，两肺听诊可闻及少许喘鸣音。

4. 无效

哮喘发作次数及症状均无改善，两肺听诊时闻及喘鸣音。

（二）评价方法

小儿哮喘是一种反复发作性疾病，临床疗效的评价主要以发作次数、病情程度等方面为依据，相关的实验室检查和辅助检查作为参考。

第五节　小儿泄泻

一、诊断

（一）诊断标准

1. 中医诊断标准

参照中华人民共和国中医药行业标准《中医儿科病证诊断疗效标准》（ZY/T 001.4—1994）。

（1）病史：有乳食不节、饮食不洁或感受时邪的病史。

（2）主要症状：大便次数增多，每日 3～5 次，或多达 10 次以上，呈淡黄色，如蛋花样，或色褐而臭，可有少量黏液。或伴有恶心、呕吐、腹痛、发热、口渴等症。

（3）主要体征：腹泻及呕吐较严重者，可见小便短少，体温升高，烦渴萎靡，皮肤干瘪，囟门凹陷，目珠下陷，啼哭无泪，口唇樱红，呼吸深长。

（4）辅助检查：大便镜检可有脂肪球，少量红、白细胞；大便病原体检查可有致病性大肠埃希菌等生长，或分离出轮状病毒等；重症腹泻可伴有脱水、酸碱平衡失调及电解质紊乱。

2. 西医诊断标准

参照《诸福棠实用儿科学》（第 7 版，胡亚美主编，人民卫生出版社，2002 年）。

（1）大便性状有改变，呈稀便、水样便、黏液便或脓血便。

（2）大便次数比平时增多。

（二）疾病分期

1. 急性期

病程 2 周以内。

2. 迁延性期

病程 2 周至 2 个月。

3. 慢性期

病程大于 2 个月。

（三）疾病分型

1. 轻型

无脱水，无中毒症状。

2. 中型

轻度至中度脱水或有轻度中毒症状。

3. 重型

重度脱水或有明显中毒症状（烦躁、精神萎靡、嗜睡、面色苍白、体温不升，白细胞计数明显增高）。

(四)证候诊断

1. 风寒泄泻证

大便色淡,带有泡沫,无明显臭气,腹痛肠鸣。或伴鼻塞,流涕,身热。舌苔白腻,脉滑有力。

2. 湿热泄泻证

下利垢浊,稠黏臭秽,便时不畅,似痢非痢,次多量少,肛门赤灼,发热或不发热,渴不思饮,腹胀。面黄唇红,舌红苔黄厚腻,指纹紫滞,脉濡数。

3. 伤食泄泻证

大便酸臭,或如败卵,腹部胀满,口臭纳呆,泻前腹痛哭闹,多伴恶心呕吐。舌苔厚腻,脉滑有力。

4. 寒湿泄泻证

大便稀薄如水,淡黄不臭,腹胀肠鸣,口淡不渴,唇舌色淡,不思乳食,或食入即吐,小便短少,面黄腹痛,神疲倦怠。舌苔白厚腻,指纹淡,脉濡。

5. 脾虚泄泻证

久泻不止,或反复发作,大便稀薄,或呈水样,带有奶瓣或不消化食物残渣。神疲纳呆,面色少华,舌质偏淡,苔薄腻,脉弱无力。

6. 脾肾阳虚泄泻证

大便稀溏,完谷不化,形体消瘦,或面目虚浮,四肢欠温。舌淡苔白,脉细无力。

二、治疗方案

(一)辨证选择口服中药汤剂或中成药

1. 中药汤剂

(1) 风寒泄泻证

1) 治法:疏风散寒,化湿和中。

2) 推荐方药:藿香正气散加减。藿香、厚朴、苏叶、陈皮、大腹皮、白芷、茯苓、白术、半夏曲、桔梗、甘草、大枣、生姜。

3) 中成药:藿香正气口服液等。

（2）湿热泄泻证

1）治法：清肠解热，化湿止泻。

2）推荐方药：葛根芩连汤加减。葛根、甘草、黄芩、黄连。

3）中成药：苍苓止泻口服液、儿泻停颗粒等。

（3）伤食泄泻证

1）治法：运脾和胃，消食化滞。

2）推荐方药：保和丸加减。神曲、山楂、茯苓、半夏、陈皮、连翘、莱菔子。

3）中成药：保和丸等。

（4）寒湿泄证

1）治法：温脾燥湿，渗湿止泻。

2）推荐方药：桂枝加人参汤合五苓散加减。桂枝、党参、炒苍术、炙甘草、猪苓、茯苓、泽泻、陈皮、厚朴、藿香、诃子、炮姜。

3）中成药：小儿止泻散等。

（5）脾虚泄泻证

1）治法：健脾益气，助运止泻。

2）推荐方药：参苓白术散加减。人参、茯苓、白术、桔梗、山药、甘草、白扁豆、莲子肉、砂仁、薏苡仁。

3）中成药：醒脾养儿颗粒、启脾口服液等。

（6）脾肾阳虚泄泻证

1）治法：温补脾肾，固涩止泻。

2）推荐方药：附子理中丸合四神丸加减。制附子、党参、炒白术、干姜、甘草、补骨脂、肉豆蔻、五味子、吴茱萸、生姜、大枣。

3）中成药：附子理中丸、四神丸等。

2. 中药煮散剂

针对小儿泄泻的常证，以健脾化湿为基本原则，根据不同证型随症加减。采用儿科散剂治疗，散剂服用方法为每日2～3次，水煎去渣服。

(二) 外治法

1. 小儿推拿法

（1）伤食泄泻：补脾经，清大肠，摩腹，揉板门，运内八卦等，每日1次。或顺运八卦，清胃，补脾，清大肠，运土入水，利小便，顺揉长强，推上七节骨,揉足三里,推上承山,推揉止泻灵。

(2)寒湿泄泻:补大肠,补脾经,推三关,揉外劳宫,揉一窝风,揉龟尾,推上七节骨,拿肚角等,每日1次。

(3)湿热泄泻:清脾经,清大肠,推下七节骨,清小肠,推箕门,按揉足三里,摩腹,揉脐,揉天枢等,每日1次。

(4)脾虚泄泻:补脾土,补大肠,捏脊,摩腹,推三关,运内八卦,按揉足三里,推上七节骨等,每日1次。或揉脐:顺时针方向揉3分钟,逆时针方向揉2分钟。揉气海:顺时针方向揉3分钟。揉龟尾:揉250~300次。或捏脊叩督法:从长强穴上2 cm至大椎穴反复捏提3~6遍,从大椎穴向下到腰俞沿督脉及两侧华佗夹脊穴叩击3~5遍,频率为160~180次/分钟。

附:三字经流派推拿法

(1)风寒泄泻:揉一窝风、揉外劳宫、清补大肠等。

(2)湿热泄泻:平肝、清胃、清天河水、清小肠等。

(3)伤食泄泻:清胃、清天河水、运八卦等。

(4)脾虚泄泻:揉外劳宫、清补大肠、清补脾、补脾等。

(5)脾肾阳虚泄泻:揉二马、揉外劳宫、清补脾、平肝等。频率为150~200次/分钟,每日操作1次。

2. 中药灌肠法

根据不同证型,配取相应的中药汤剂,药物温度控制在36~37 ℃,药量按每次1~2 mL/kg,保留灌肠。禁忌证:肛门周围及直肠疾病患儿。

3. 敷贴疗法

(1)风寒泄泻方:藿香、防风、苍术、茯苓、炮姜。

(2)湿热泄泻方:葛根、黄连、黄芩、黄柏、车前子。

(3)伤食泄泻方:丁香、焦山楂、焦神曲、鸡内金。

(4)脾虚泄泻方:党参、茯苓、白术、吴茱萸。

(5)脾肾阳虚泄泻方:党参、吴茱萸、肉桂、丁香、茯苓。

将以上药物分别按一定的比例配制成糊状药饼,根据患儿证型取一人份,放置于患儿脐部,外以医用胶贴固定,每次贴敷6~8小时,每日1次。

4. 针灸疗法

(1) 针法

1) 常规取穴：止泻穴、足三里、三阴交。发热加曲池；呕吐加内关、中脘；腹胀加天枢；伤食加刺四缝。

2) 具体手法：实证用泻法，虚证用补法，每日1次。

(2) 灸法：患儿取仰卧位，点燃灸条，距离皮肤2～3 cm，灸至皮肤红热为度，时间为15～20分钟。分别灸神阙、中脘、天枢及足三里等穴，如食滞明显，可加脾俞、胃俞等穴；脾肾阳虚者加肾俞，每日1次。或选用多功能艾灸仪治疗。

5. 电磁波疗法

脾虚泻、脾肾阳虚泻可选用特定电磁波治疗仪治疗。

(三) 基础治疗

(1) 轻度脱水者给予ORS口服补液盐；中度以上脱水者给予静脉补液。

(2) 体温超过38.5 ℃者给予口服布洛芬混悬剂或对乙酰氨基酚滴剂以降温。

(3) 合并细菌感染者给予抗生素治疗。

(四) 护理要点

1. 适当控制饮食，减轻脾胃负担

对吐泻严重及伤食泄泻患儿暂时禁食，以后随着病情好转，逐渐增加饮食量。忌食油腻、生冷、污染及不易消化的食物。

2. 保持皮肤清洁干燥，勤换尿布

每次大便后，要用温水清洗臀部，防止发生红臀。

3. 密切观察病情变化

密切观察病情变化，及早发现泄泻变证。

三、疗效评价

1. 评价标准

参照原卫生部药政局2002年版《新药(中药)治疗小儿腹泻疗效评定标准》。

(1) 临床痊愈：大便次数、性状及症状、体征完全恢复正常，异常理化指标恢复正常,主症积分减少≥90%。

(2)显效:大便次数明显减少(减少至治疗前的1/3或以下),性状好转,症状、体征及异常理化指标明显改善,67%≤主症积分减少<90%。

(3)有效:大便次数减少至治疗前的1/2以下,性状好转,症状、体征及异常理化指标有所改善,33%≤主症积分减少<67%。

(4)无效:不符合以上标准者,主症积分减少<33%。

2. 评价方法

疗程结束时对疾病、证候及安全性指标等进行评价,评价方法参照原卫生部药政局2002年版《新药(中药)治疗小儿腹泻疗效评定标准》。

第六节 五迟、五软、五硬(脑性瘫痪)

一、诊断

(一)疾病诊断

1. 中医诊断标准

参照普通高等教育中医药类规划教材《中医儿科学》(第6版,王萍芬主编,上海科学技术出版社,2007年)。

(1)小儿1~2岁还不能站立、行走、不会说话。

(2)小儿周岁前后头项软弱下垂,手臂不能握举或握之不紧,不能立、不能行,或立之不久,行之不远;皮宽,肌肉松软无力。

(3)肢体强硬而不柔,拘急挛缩。

(4)有妊娠期调护失宜、药物损害、产伤、窒息、早产及喂养不当史。

2. 西医诊断标准

参照《实用儿科学》(第7版,诸福棠主编,人民卫生出版社,2005年)和新世纪全国高等医药院校规划教材《中西医结合儿科学》(王雪峰主编,中国中医药出版社,2005年)。

(1)引起脑性瘫痪(简称脑瘫)的脑损伤为非进行性。

(2)引起运动障碍的病变部位在脑部。

(3)症状在婴儿期出现。

(4)有时合并智力障碍、癫痫、感知觉障碍及其他异常。

(5)除外进行性疾病所致的中枢性运动障碍及正常小儿暂时性的运动发育迟缓。

(二)证候诊断

1. 脾肾两亏证

头项软弱,不能抬举或挺而不坚;口软唇弛,吸吮或咀嚼困难;肌肉松软无力,按压失于弹性,两足痿弱,骨软无力。面白,肢倦无力。舌淡,苔薄白。脉沉无力或指纹淡。

2. 肝肾亏虚证

肢体不自主运动,关节活动不灵,手足徐动或震颤,动作不协调。语言不利,或失明,或失聪。舌质淡。脉细软或指纹淡紫。

3. 肝强脾弱证

自出生之后多卧少动,颈强不柔,肢体强直拘挛,强硬失用,或动作笨拙,肌肉瘦削。烦躁易怒,遇到外界刺激后加重,食少纳呆。舌质胖大或瘦薄,舌苔少或白腻。脉沉弦或细弱,指纹沉滞。

4. 痰瘀阻络证

自出生后反应迟钝,智力低下;关节强硬,肌肉软弱,动作不自主,或有癫痫发作。肌肤甲错,毛发枯槁,口流痰涎,吞咽困难。舌质紫暗,苔白腻。脉滑沉。

5. 心脾两虚型

语言发育迟缓,智力低下,伴运动发育落后,发迟或发稀萎黄,四肢萎软无力,肌肉松弛,口角流涎,咀嚼无力,弄舌,食欲缺乏,大便偏干,神疲体倦,面色无华,唇甲色淡,舌淡胖,苔少,脉细弱,指纹淡。

二、治疗方案

(一)辨证选择口服中药汤剂或中成药

1. 脾肾两虚证

(1)治法:健脾补肾,生肌壮骨。

(2)推荐方药:补中益气汤合补肾地黄丸加减。黄芪、人参、白术、山药、熟地黄、当归、陈皮、生姜、甘草、大枣。

(3)中成药:补中益气丸、龙牡壮骨冲剂等。

2. 肝肾亏虚证

(1)治法:滋补肝肾,强筋健骨。

(2)推荐方药:六味地黄丸合虎潜丸加减。熟地黄、山茱萸、山药、茯苓、泽泻、黄柏、龟板、知母、陈皮、白芍、干姜。

(3)中成药:六味地黄丸、龙牡壮骨冲剂等。

3. 肝强脾弱证

(1)治法:柔肝健脾,益气养血。

(2)推荐方药:六君子汤合舒筋汤加减。人参、白术、茯苓、陈皮、半夏、香附、乌药、羌活、当归、炙甘草。

(3)中成药:加味逍遥口服液等。

4. 痰瘀阻络证

(1)治法:涤痰开窍,活血通络。

(2)推荐方药:通窍活血汤合二陈汤加减。赤芍、川芎、桃仁、红花、半夏、陈皮、茯苓、炙甘草、大枣。

5. 心脾两虚证

(1)治法:健脾养心,补益气血。

(2)推荐方药:归脾汤加减。白术、当归、人参、茯苓、黄芪、远志、龙眼肉、酸枣仁、木香、炙甘草。

(3)中成药:归脾丸等。

(二)推拿疗法

1. 小儿脑瘫常规推拿法

将循经推按与辨证施穴相结合,以掌不离皮肉、指不离经穴、轻重有度、先后有序为推拿手法原则,以柔克刚,以刚制柔为手法准则。

在推拿过程中遵循经络循行部位(肌群),首先运用掌根按揉、捏拿等复合手法,然后穿插拇指点按、按揉等复合手法循经点穴。根据患儿障碍情况,放松性手法和刺激性手法配合应用,突出主次。

(1)痉挛者,以推、按、揉、捏拿等放松性手法为主,配合关节摇法、拔伸法、扳法等刺激性重手法。

（2）肌张力低下者，以点、按、滚等刺激性手法为主，配合应用推、捏、擦、搓法等。

（3）通过对经络和腧穴的点、按、揉等刺激以达到激发人体正气，调节脏腑功能，疏通经络，改善气血运行，提高肌力，降低肌张力，纠正异常姿势，促进运动发育的目的。

每日1次，每次25～30分钟。

2. 捏脊及脊背六法

在传统的小儿捏脊疗法基础上，将其手法进一步系统化、规范化，并加入具有针对性的点、按、扣、拍等刺激性与放松性手法。操作中以患儿背部督脉，膀胱经第一、第二侧线，以及华佗夹脊穴（颈、腰、骶）为中心，在脊背部采用推脊法、捏脊法、点脊法、叩脊法、拍脊法和收脊法，六种手法顺次施术，由龟尾穴沿脊柱至大椎，亦可直至后发际。该疗法针对脑瘫患儿的颈、腰、背肌无力、躯干支撑无力、拱背坐、角弓反张、营养状态差、免疫力低下等表现。

该疗法具有刺激经络腧穴、激发经气、调整机体脏腑功能的作用。

每日1次，每次3～5分钟。

3. "疏通矫正手法"推拿

采用疏通矫正手法进行按摩，包括循经推按、穴位点压、异常部位肌肉按摩、姿势矫正。

（1）循经推按：在经络循行部位或肌肉走行方向，使用推法和按法的复合手法，以推为主，根据部位不同可选指推法、掌推法。可以疏通全身的经络，加速全身的血液循环，从而改善皮肤、肌肉的营养，能防止肌肉萎缩，促进运动，强筋壮骨，缓解肌肉痉挛，促进肢体活动。

（2）穴位点压：对全身各处重要穴位，使用点揉、按压等复合手法，对腧穴有较强的刺激，具有开通闭塞、活血止痛、调整脏腑功能的作用。

（3）异常部位肌肉按摩：对患儿异常部位肌肉采用揉、按、滚等手法，对肌张力高的部位，用柔缓手法，可缓解痉挛，降低肌张力；对肌张力低下部位，用重着手法，以提高肌张力。

（4）姿势矫正：采用扳法、摇法、拔伸法等手法，促进脑瘫患儿肢体、关节活动度，对异常的姿势进行矫正，具有滑利关节、增强关节活动、舒筋通络等作用。

每日1～2次，每次15～45分钟。时间长短根据年龄、体质等情况而定。

4. 伴随症推拿

脑瘫患儿根据其异常姿势选取穴位。

(1)伴语迟、语言謇涩者,推拿点揉通里、揉哑门、揉廉泉、揉语言区。

(2)伴流涎者,推拿点揉地仓、颊车。

(3)伴视力障碍者,推拿加揉睛明、揉鱼腰、揉太阳、揉四白。

(4)伴听力障碍者,推拿加点揉耳门、揉听宫、揉听会、揉翳风。

(5)伴体弱、厌食及营养不良者,推拿加补脾、补肺经、揉肾顶、揉板门、推四横纹、运内八卦、捏脊、揉脐、摩腹、揉足三里。

(6)伴癫痫者,推拿加揉风池、揉百会、清肝经、运太阳、揉丰隆。

每穴点按揉1~2分钟。每日1次,每周治疗6次。

(三)针刺疗法

1. 头针

根据患儿瘫痪肢体受累部位,采用焦氏头针分区定位,选取脑瘫患儿头针穴区。

(1)主穴:上肢的运动姿势异常取运动区的中2/5;下肢的运动异常取运动区的上1/5;平衡性差采用平衡区、足运感区。

(2)配穴:智力低下加智三针、四神聪、百会;语言障碍加言语区、说话点;听力障碍加晕听区;舞蹈样动作、震颤明显者加舞蹈震颤控制区;表情淡漠、注意力不集中者加额五针。

头针选用1.0~1.5寸毫针,针体与头皮呈15°~30°快速进针,刺入帽状腱膜下,留针15~30分钟,每日1次。

2. 体针

根据脑瘫患儿异常姿势辨证论治循经取穴,以"治痿独取阳明"为基础,扩展到三阳经,将脏腑辨证与经络辨证相结合。

(1)上肢部:①肩内收内旋选穴。肩髃、肩贞、肩髎交替。②肘屈曲选穴。曲池、手三里交替。③腕掌屈选穴。阳池。④拇指内收、握拳选穴。合谷、三间或三间透后溪。

(2)下肢部:①足尖选穴。解溪、昆仑、太溪。②足外翻选穴。三阴交、太溪、照海与商丘穴交替。③足内翻选穴。悬钟、昆仑、申脉与丘墟穴交替。④剪刀步选穴。解剪穴、血海。

(3)脊背部:在采用传统华佗夹脊12对穴的基础上,针对脑瘫患儿的竖头不能等情况增加颈、腰夹脊穴及骶夹脊穴。头项软加天柱、大椎、华佗夹脊(颈段);腰背软加华佗夹脊(胸腰段)。

(4)输合配穴针刺:根据腧穴的五行属性,将经络的输穴与合穴相结合,抑木扶土,治疗痉挛型脑瘫患儿异常姿势。握拳及拇指内收取三间或三间透后溪针刺;肘关节屈伸不利取曲池、小海;足趾关节屈曲取太白、太冲;膝反张取足三里、委中与阳陵泉交替针刺。

小儿针刺不可过深,难以合作的患儿不留针,能合作者可留针15~30分钟。体针选用1~2寸毫针,每日1次,每周治疗6次。

3. 伴随症针刺

(1)伴智力低下者,加智三针、四神聪。

(2)伴语迟、语言謇涩者,加语言区、廉泉。

(3)伴流涎者,加地仓、颊车、下关。

(4)伴视力障碍者,加睛明、攒竹、丝竹空、鱼腰、瞳子髎、阳白。

(5)伴听力障碍者,加听宫、听会、耳门、肾俞。

(6)伴癫痫者,发作时针刺人中、内关、百会、涌泉穴;间歇期针刺印堂、间使、太冲、丰隆穴。

每日1次,每周治疗6次。

(四)灸疗法

艾灸适用于肌力低下及颈、腰背肌无力的脑瘫患儿,通过艾灸的温热刺激作用,以达到温经通络、强肌壮骨的目的,增强脑瘫患儿全身肌肉的力量。灸疗常规操作在针刺之后,多采用回旋灸。

腰背肌无力取肾俞(双)、命门、腰骶华佗夹脊穴;上肢无力取肩髃、曲池、手三里穴;下肢无力取足三里、悬钟穴。

每穴2~3分钟,以穴位潮红为度。

(五)中药熏洗

中药熏洗是按照中医辨证施治的原则,根据脑瘫患儿的不同证型,采用不同的复方制剂,熏蒸或洗浴身体的异常部位,因皮肤具有吸收、渗透、排泄的特性,通过中药煎煮产生的蒸气熏蒸患儿肌肤表面,利用洗浴时的温热和药物双重效应,从而达到舒经通络、活血柔筋、扩大关节活动度、改善肌张力,提高肌力的目的,促进脑瘫患儿运动发育,提高患儿整体康复疗效。

熏洗时室温保持在 22～25 ℃,湿度保持在 50%～70%,每次熏蒸 10～15 分钟,洗浴 10～15 分钟,每日 1 次,每周治疗 6 次。

(六)穴位注射法

穴位注射法是一种针刺和药物相结合来治疗疾病的方法,可根据所患疾病,按照穴位的治疗作用和药物的药理性能,选择相适应的腧穴和药物,发挥其综合效应,达到治疗疾病的目的。一般以穴位来分,四肢可注射 1～2 mL,臀部可注射 2 mL。

每日 1 次或隔日 1 次,10～15 次为 1 个疗程。每个疗程结束后休息 1～2 周。

(七)经络导平疗法

经络导平疗法是根据中医的经络和阴阳学说,结合现代生物电子运动平衡理论,运用脉冲电流,刺激人体经穴,直接对机体中运行的生物电进行激励导活,从而达到通调经脉、平衡阴阳、治愈疾病的目的。

每天 1 次,每次 15～30 分钟。

(八)康复训练

根据患儿病情选择运动疗法、作业疗法、言语训练、引导式教育、感觉统合训练、吞咽功能障碍的训练、益智疗法等多方面内容。

(九)护理要点

1. 一般护理

(1)指导患儿家长掌握正确的脑瘫儿童的抱姿、睡姿、穿脱衣方法、喂食方法及生活自理能力训练等。

(2)指导患儿家长适合儿童年龄的合理喂养方法。

(3)根据患儿家长的心理状况,给予有针对性的初步的心理疏导。

(4)加强安全防范,防止患儿在治疗、训练中发生意外伤害。

(5)加强日常生活能力的训练,逐渐培养患儿自理能力。

2. 健康教育

(1)做好卫生宣教及出院指导:将医院康复与家庭康复、社区康复相结合。向家长宣传本病发生发展的特点、治疗方法及预后,指导家长学会家庭训练的手法,配合日常治疗及训练,并定期召开家长座谈会,征求意见,反馈信息,改进工作,使家长树立对患儿治病的信心,减少或消除焦虑情绪,积极配合治疗。

(2)指导家长在每次康复治疗训练前30分钟,避免进食过多食物,训练后要注意及时补充体液。

三、疗效评价

(一)评价标准

参照粗大运动功能评价量表及主要异常姿势的改变,将疗效分为显效、有效、无效三个等级。

1. 显效

治疗后比治疗前分数较前进步≥10分或提高15%以上,异常姿势明显改善。

2. 有效

治疗后比治疗前分数提高10分以下或疗效提高1%~14%,异常姿势减轻。

3. 无效

治疗后比治疗前分数没有提高或分数减少,异常姿势无改变或加重。

(二)评价方法

根据患儿病情选取量表进行评估。

(1)粗大运动发育量表。

(2)肌力的评定标准(MMT肌力分级标准):见表4-3。

表4-3 肌力的评定标准(MMT肌力分级标准)

分级	评定标准
0级	未触及肌肉的收缩
1级	可触及肌肉的收缩,但不能引起关节活动
2级	解除重力的影响,能完成全关节范围的远动
3级	能抗重力,完成全关节范围的远动,但不能抗阻力
4级	能抗重力及轻度阻力,完成全关节范围的远动
5级	能抗重力及最大阻力,完成全关节范围的远动

(3)肌张力的评定标准(改良 Ashworth 量表):见表 4-4。

在患儿进入路径的不同时期(当天,每隔 30 天,第 90 天)分别进行上述评价方法的评价。

表 4-4　肌张力的评定标准(改良 Ashworth 量表)

分级	评定标准
0 级	肌张力不增加,被动活动患侧肢体在整个范围内均无阻力
1 级	肌张力稍增加,被动活动患侧肢体到终末端时有轻微阻力
1+级	肌张力稍增加,被动活动患侧肢体时在前 50% 关节活动度中有轻微的卡住感觉,后 50% 关节活动度中有轻微的阻力
2 级	肌张力轻度增加,被动活动患侧肢体在大部分关节活动度内均有阻力,但仍可活动
3 级	肌张力中度增加,被动活动患侧肢体在整个关节活动度内均有阻力,活动比较困难
4 级	肌张力高度增加,患侧肢体僵硬,阻力很大,被动活动十分困难

第七节　小儿肌性斜颈

一、诊断

(一)诊断标准

参照《临床常见疾病诊疗标准》(陶天遵主编,北京医科大学、中国协和医科大学联合出版社,1993 年)、《上海市中医病证诊疗常规》(第 2 版,上海市卫生局编,上海中医药大学出版社,2003 年)、《实用小儿骨科学》(第 2 版,潘少川主编,人民卫生出版社,2005 年)。

(1)出生后发现一侧胸锁乳突肌上有软骨样的包块,肌肉变短,失去弹性。

(2)头向患侧偏斜,下颌部指向健侧。

(3)严重时面部发育不对称,患侧面部和颅骨均较健侧小,双眼裂水平不对称。

(4)彩色超声波检查显示患侧胸锁乳突肌增粗、增厚,或可探及肌性肿块,回声增高或减低。

(5)除外其他疾病所致的斜颈。如颈椎先天性畸形(半椎体、先天性斜颈),颈椎损伤(骨折或旋转性半脱位),锁骨产伤骨折,炎性病变(扁桃体炎、颈淋巴结结核、颈椎结核)引起胸锁乳突肌痉挛,自发性颈椎半脱位,以及视力障碍引起头部倾斜等。

(6)必要时,拍颈椎 X 射线片以明确诊断。

(二)疾病分类

1. 肿块型

(1)卵圆形肿块型:在临床上多数患儿肿块位于患侧胸锁乳突肌的中下段,且肿块大小不一,大者约 6 cm×5 cm,轮廓清晰,无须触摸;小的约 1.5 cm×1.0 cm,需要触摸方知,肿块质地较硬,呈卵圆形。

(2)条索状肿块型:在临床上患儿肿块不明显,但胸锁乳突肌变粗而短,可触及条索状包块。

2. 非肿块型

患侧胸锁乳突肌轻度痉挛,无肿块,头部畸形,下颌斜向健侧,患侧颜面小于正常颜面,头部活动受限。

二、治疗方案

(一)小儿推拿

1. 肿块型

(1)患儿及医者体位:患儿仰卧位,医者坐于患儿头顶侧,使患儿头面部转向健侧,充分暴露患侧胸锁乳突肌。

(2)治疗手法

1)点摩法:医者先用中指指腹点患侧翳风、缺盆、扶突穴,再用食指、中指、无名指指腹并拢在患侧颜面及颈部做顺时针方向摩动,以肿块处为操作重点。

2）按揉法：应用拇指指腹按揉患侧胸锁乳突肌、斜方肌上 1/3 部分及颈后肌群，同时按揉人迎、水突、扶突、肩井及风池穴，以肿块处为操作重点。

3）弹拨法：医者用食指、中指固定肿块一侧，然后用拇指对肿块反复进行弹拨。

4）捏拿法：应用拇指、食指、中指捏拿肿块。

5）牵拉法：先一手托扶患儿头后枕部，另一手扶其下颌部，双手配合使患儿头部转向患侧至最大范围；再一手托扶患儿头后枕部，另一手按压住其患侧肩部，双手同时反方向用力，使患儿头部向健侧牵拉至最大范围。

最后医者用拇指按揉法（或擦法）放松胸锁乳突肌和患侧颈肩部肌群，结束治疗。注意：两侧颈部不能同时按压。

(3)治疗时间：治疗每次 20～30 分钟，每日 1 次，每周 6 次。

2. 非肿块型

患儿治疗体位、治疗时间同"肿块型"相关内容。治疗手法不应用弹拨法，其余手法与肿块型相同。但点摩按揉患侧颜面、胸锁乳突肌及颈肩后部肌群的时间共 8～10 分钟，捏拿胸锁乳突肌时间为 2～3 分钟，头颈部牵拉每种方法要连续操作 6～8 次，最后也应用按揉法（或擦法）放松胸锁乳突肌和患侧颈肩部肌群 2～3 分钟。

3. 按、揉、牵三法

(1)按法：患儿取仰卧位，医者用拇指在患部施加垂直方向的按压，力点在患侧胸锁乳突肌突起处，力度由医者手感决定。

(2)揉法：患儿取仰卧位，医者于患侧相同侧手拇指罗纹面吸定患处做顺时针的旋揉。

(3)牵法：患儿取仰卧位，医者双手捧住患儿头颈，一手拇指在患侧的胸锁乳突肌突起处固定，向健侧做弧形牵拉。

(二)中药外敷

中药饮片水煎取汁，温度 38～43 ℃时，用 4 cm×5 cm 纱布块 5 层厚浸润温敷患处，每次 10～15 分钟，每日 1～2 次。

1. 治则

活血化瘀，软坚散结。

2. 推荐方药

桃红四物汤加减。地黄、当归、芍药、川芎、桃仁、红花。肿块型加炙乳香、炙没药、元胡;非肿块型加血竭、伸筋草、葛根。

(三)其他疗法

1. 颈托矫形器

将颈托加工成由健侧至患侧逐渐增高的形状,后将最高处放置于患侧胸锁乳突肌略靠后处,以保持患儿头部处于面向患侧、歪向健侧的体位。

2. 特定电磁波辐射器加磁疗

采用特定电磁波辐射器(TDP),以患区为中心照射,距离25～35 cm,温热舒适感为宜,照射20分钟后,再给患处敷上爽身粉或滑石粉,继而打开CS-2型交直两用磁疗机开关,以每分钟1 600～2 000 r的频率,将磁探头置于患侧包块部位30分钟。10天为1个疗程,疗程间休息2天。

3. 超激光照射

采用直线偏振光近红外线治疗仪,照射治疗强度100%,照射持续时间3分钟,间隔时间1分钟,光束直径10 mm,B型透镜部件照射,每天照射1次,6天为1个疗程。

(四)护理要点

嘱患儿家长注意控制患儿头部经常保持面向患侧,歪向健侧的体位。

三、疗效评价

(一)评价标准

参照上海市卫生局主编《上海市中医病证诊疗常规》(第2版,2003年)制订。

1. 治愈

患儿头颈可自由向两侧旋转,运动幅度正常,并可长时间保持中立位,畸形消失。

2. 好转

患儿头颈可自由向两侧旋转,运动幅度基本正常,能保持于中立位,但习惯处于轻度斜颈位(<10°),或斜颈较治疗前明显改善者(≥15°)。

3. 未愈

患儿头颈仍不能保持于中立位,或近期治疗效果尚可,但远期又恢复斜颈畸形者。

(二)评价方法

疗程结束时,对患儿头颈部活动情况加以评价,评价方法参照孙传兴主编的《临床疾病诊断依据治愈好转标准》(第2版,2002年)。

第八节 手足口病(重型)

一、诊断

(一)疾病诊断

根据国家卫生健康委员会发布的《手足口病诊疗指南(2018年版)》,结合流行病学史、临床表现和病原学检查作出诊断。

1. 流行病学史

常见于学龄前儿童,婴幼儿多见。流行季节,当地托幼机构及周围人群有手足口病流行,发病前与手足口病患儿有直接或间接接触史。

2. 手足口病的临床表现及分期、分型

根据疾病的发生发展过程对手足口病进行分期、分型。

第1期(出疹期):主要表现为发热,手、足、口、臀等部位出疹,可伴有咳嗽、流涕、食欲缺乏等症状。此期属于手足口病普通型,绝大多数患儿在此期痊愈。

第2期(神经系统受累期):少数病例可出现中枢神经系统损害,多发生在病程1~5天,表现为精神差、嗜睡、吸吮无力、易惊、头痛、呕吐、烦躁、肢体抖动、肌无力、颈项强直等。此期属于手足口病重症病例重型,大多数可痊愈。

第3期(心肺功能衰竭前期):表现为心率和呼吸增快、出冷汗、四肢末梢发凉、皮肤发花、血压升高。此期属于手足口病重症病例危重型。

第4期(心肺功能衰竭期):在第3期基础上迅速出现心动过速(个别患儿心动过缓)、呼吸急促、口唇发绀、咳粉红色泡沫样痰或血性液体、血压降低或休克。此期属于手足口病重症病例危重型。

第5期(恢复期):体温逐渐恢复正常,对血管活性药物的依赖逐渐减少,神经系统受累症状和心肺功能逐渐恢复,少数可遗留神经系统后遗症。

3. 临床诊断病例

有流行病学史,符合上述第 2 期(神经系统受累期)临床表现诊断为手足口病(重型)。

4. 确诊病例

在临床诊断病例基础上,具有下列之一者即可确诊。

(1)肠道病毒(CV-A16、EV-A71 等)特异性核酸检查阳性。

(2)分离出肠道病毒,并鉴定为 CV-A16、EV-A71 或其他可引起手足口病的肠道病毒。

(3)急性期血清相关病毒 IgM 抗体阳性。

(4)恢复期血清相关肠道病毒的中和抗体比急性期有 4 倍及以上升高。

(二)证候诊断

根据国家中医药管理局发布的《中医药治疗手足口病临床技术指南(2012 年版)》,重型手足口病属于湿热动风证。

临床表现:高热,易惊,肌肉瞤动,瘛疭,或见肢体痿软,无力,呕吐,嗜睡,甚则昏矇,舌暗红或红绛,苔黄腻或黄燥,脉弦细数指纹紫滞。

二、治疗方法

(一)一般治疗

注意隔离,避免交叉感染。休息,清淡饮食,做好口腔和皮肤护理,注意药物及物理降温。

(二)辨证选择口服中药汤剂

1. 证型

湿热动风证。

2. 治法

清热解毒,息风定惊。

3. 基本方药

羚角钩藤汤加减。

4. 方药组成

羚羊角粉(冲服)、钩藤、天麻、生石膏、黄连、生栀子、大黄、菊花、薏苡仁、全蝎、白僵蚕、生牡蛎,或采用具有同类功效的中成药(包括中药注射剂)。

5. 用法用量

根据患儿的年龄、体重等酌定药物用量。每日 1 剂,水煎 100～150 mL,分 3～4 次口服。

(三)外治法

1. 局部治疗

针对口腔局部病变,可用清热解毒、利咽生肌的中药或中成药局部应用。

2. 针灸按摩

手足口病合并弛缓性瘫痪者,进入恢复期应尽早开展针灸、按摩等康复治疗。

3. 中药灌肠

(1)方药:清热解毒中药,藿香9 g、败酱草12 g、黄芩6 g、青蒿10 g、栀子5 g、薏苡仁20 g。

(2)方法:浓煎取汁50 mL 或采用配方颗粒剂溶于50 mL 热水,放置至37～38 ℃后灌肠,以 50 mL 注射器抽吸药液,前端连接一次性肛管(长度8 cm 或12 cm,直径2.3 mm),嘱患儿侧卧位,抬高臀部10 cm,将一次性肛管插入肛门6～10 cm,缓慢注入药液;推完药液,拔除一次性肛管,捏合臀部,让药液尽可能保留较长时间(20分钟以上),灌肠每日1次。

(四)护理要点

1. 饮食调理

宜予清淡流质饮食,避免辛辣刺激食物,多饮水,保证液体和营养充足。对于进食差或不能进食的患儿,可以采用鼻饲。

2. 皮肤护理

注意保持皮肤清洁和疱疹处理,防止溃破感染。

3. 全身观察

注意精神、神志、呼吸、心率、心律、体温、血压等变化,观察舌苔、大小便、末梢循环状况、神经系统症状等情况。

三、疗效评价

(一)评价标准

1. 中医证候疗效评价标准

依据2002年《中药新药临床研究指导原则》拟定的证候判定方法及标准进行判定:证候积分采用尼莫地平积分法,即证候积分率=(治疗前证候积分-治疗后证候积分)/治疗前证候积分×100%。

(1)临床痊愈:疗程结束时,中医证候积分率≥95%。

(2)显效:疗程结束时,中医证候积分率≥70%。

(3)有效:疗程结束时,中医证候积分率≥30%。

(4)无效:疗程结束时,中医证候积分率<30%。

2. 疾病疗效评定标准

(1)显效:一般状态明显好转,神经系统症状消失,体温48小时内恢复正常,皮疹开始消退,5天内未再出现新的皮疹,进食好转,正常玩耍。

(2)有效:一般状态好转,神经系统症状好转,体温72小时内恢复正常,皮疹开始消退,5天内未再出现新的皮疹,能正常进食,正常玩耍。

(3)无效:治疗7天仍有发热或有新的皮疹出现,不能进食,神经系统症状无改善,呼吸循环衰竭,出现多种并发症。

(二)评价方法

1. 评价依据

手足口病重型病例临床症状体征量化分级标准,参考《中药新药临床研究指导原则》(中国医药科技出版社,2002年)中拟定的手足口病中医临床症状体征量化分级标准。

2. 评价时点

手足口病重型病例临床应每1~2小时观察1次,重点观察体温、脉搏、心率、心律、呼吸、血压、精神状态、末梢循环状况、神经系统症状等,同时注意皮疹、口腔溃疡、饮食等一般情况。随时了解病情变化,尤其注意有无神经源性肺水肿及脑疝等病情突变的表现。

3.信息收集

通过对生命体征、精神状态、临床症状等中医四诊、查体收集相关的临床信息,由医护人员进行评价。

第九节 儿童病毒性心肌炎

一、诊断

(一)疾病诊断

参照1999年9月全国小儿心肌炎、心肌病学术会议制定的《病毒性心肌炎诊断标准(修订草案)》中小儿病毒性心肌炎的诊断标准。

1.临床诊断依据

(1)心功能不全、心源性休克或心脑综合征。

(2)心脏扩大(X射线、超声心动图检查具有表现之一)。

(3)心电图改变:以R波为主的2个或2个以上主要导联(Ⅰ、Ⅱ、aVF、V_5)的ST-T改变持续4天以上伴动态变化,窦房传导阻滞、房室传导阻滞,完全性右或左束支传导阻滞,成联律、多形、多源、成对或并行性期前收缩,非房室结及房室折返引起的异位性心动过速,低电压(新生儿除外)及异常Q波。

(4)CK-MB升高或心肌肌钙蛋白(cTnI或cTnT)阳性。

2.病原学诊断依据

(1)确诊指标:自患儿心内膜、心肌、心包(活检、病理)或心包穿刺液检查,发现以下之一者可确诊心肌炎由病毒引起:①分离到病毒。②用病毒核酸探针查到病毒核酸。③特异性病毒抗体阳性。

(2)参考依据:有以下之一者结合临床表现可考虑心肌炎系病毒引起。①自患儿粪便、咽拭子或血液中分离到病毒,且恢复期血清同型抗体滴度较第一份血清升高或降低 4 倍以上。②病程早期患儿血中特异性 IgM 抗体阳性。③用病毒核酸探针自患儿血中查到病毒核酸。

3. 确诊依据

(1) 具备临床诊断依据 2 项,可临床诊断为心肌炎。发病同时或发病前 1~3 周有病毒感染的证据支持诊断者。

(2) 同时具备病原学确诊依据之一,可确诊为病毒性心肌炎,具备病原学参考依据之一,可临床诊断为病毒性心肌炎。

(3) 凡不具备确诊依据,应给予必要的治疗或随诊,根据病情变化,确诊或除外心肌炎。

(4) 应除外风湿性心肌炎、中毒性心肌炎、先天性心脏病、结缔组织病及代谢性疾病的心肌损害、甲状腺功能亢进症、原发性心肌病、原发性心内膜弹力纤维增生症、先天性房室传导阻滞、心脏自主神经功能异常、β 受体功能亢进及药物引起的心电图改变。

4. 病程分期标准

(1) 急性期:新发病,症状及检查阳性发现明显且多变,一般病程在半年以内。

(2) 迁延期:临床症状反复出现,客观检查指标迁延不愈,病程多在半年以上。

(3) 慢性期:进行性心脏增大,反复心力衰竭或心律失常,病情时轻时重,病程 1 年以上。

5. 病情分型标准

参照《诸福棠实用儿科学》(第 8 版),本病急性期可分为轻、中、重三型。

(1) 轻型:可无症状或仅有一过性心电图 ST-T 的改变,或有非特异性症状,精神不好、无力、食欲缺乏、第一心音减弱,或有奔马律,心动过速,心界大都正常,病情较轻,经治疗于数天或数周内痊愈,或呈亚临床经过。

(2) 中型:除以上症状外,多有充血性心力衰竭,起病多较急、患儿拒食、面色苍白、呕吐、呼吸困难、干咳。儿童可诉心前区疼、头晕、心悸,可有急性腹痛及肌痛、呼吸困难、端坐呼吸、烦躁不安、面色发绀、心界扩大、心音钝、有奔马律或心律失常。双肺出现啰音,肝大有压痛,而水肿往往不著。可并发神经系统及肾损伤。如及时治疗,多数病例经数月或数年后可获痊愈,部分患儿于急性期死于急性充血性心力衰竭,或迁延未愈,遗留心肌损害。

(3)重型:可因严重心律失常,如完全性房室传导阻滞、室性心动过速、心室颤动致晕厥发作或猝死;或暴发心源性休克,患儿烦躁不安、呼吸困难、面色苍白、末梢发绀、皮肤湿冷、多汗、脉搏细弱、血压下降或不能测出、心动过速、有奔马律;部分患儿以严重腹痛或肌痛发病,病情进展急剧,如抢救不及时,可于数小时或数天内死亡。重型也有以急性或慢性充血性心力衰竭起病,症状如中型病例,部分因急性心力衰竭急速发展未能控制而死亡,少数病例从急性转为慢性,因感染或过劳,心力衰竭反复发生,迁延数年,心脏明显增大,呼吸困难,肝大,水肿明显,心力衰竭难以控制而死亡。慢性经过者,常并发栓塞现象,或心律失常。脑栓塞者有偏瘫、失语等症状,肾栓塞有血尿等症状。

(二)证候诊断

参考《中医儿科常见病诊疗指南》(中华中医药学会发布,2012年)中小儿病毒性心肌炎的证候诊断标准拟定。本病病位主要在心,涉及肺、脾、肾,总属本虚标实之证。以下证候可以单独出现,也可以兼夹出现。

1. 标实证

(1)热毒犯心证:低热不退,或反复发热,咽红肿痛,咳嗽,肌痛,皮疹,舌质红,苔薄,脉浮数或滑数。

(2)湿毒侵心证:发热起伏,汗出不解,全身疼痛,咽喉红肿,恶心呕吐,腹痛,泄泻,纳呆,倦怠乏力,胸闷腹胀,舌质红,苔腻,脉濡数或濡缓。

(3)气滞血瘀证:面色暗滞,口唇发青,心中刺痛,心悸怔忡,乏力盗汗,胸中窒闷,心脏扩大,舌质隐青或有瘀斑,苔薄,脉涩或弦细或结代促。

(4)痰湿痹阻证:胸闷憋气或长出气,心悸气短,头晕目眩,食少纳呆,胸痛,舌体胖,苔白腻,脉濡滑或结代。

2. 本虚证

(1)气阴虚损证:明显乏力,头晕,多汗,心悸,心烦,口干舌燥,舌质淡或红,苔少,脉细数无力或结代。

(2)阳气虚弱证:面色苍白,四肢发凉,心悸,气短,乏力,自汗,甚则肢体浮肿,尿少,胸闷气急,舌质淡或淡胖,苔薄白,脉迟缓无力或结代。

(3)气血不足证:面色苍白或萎黄,心悸怔忡,乏力,头晕,自汗气短,舌质淡,苔薄,脉细或结代。

二、治疗方法

(一)辨证选择口服中药汤剂或中成药、中药注射剂

1. 标实证

(1)热毒犯心证

1)治法:疏风清热,解毒护心。

2)推荐方药:银翘散(《温病条辨》)加减。野菊花、大青叶、射干、玄参、生地黄、赤芍、牡丹皮、川黄连、玉竹、甘草等,或具有同类功效的中成药(包括中药注射剂)。偏风热,加薄荷、荆芥穗、金银花、连翘;偏热毒,加贯众、虎杖、重楼。或改用柴琥清心饮(验方),常用柴胡、人参、半夏、炙甘草、瓜蒌、连翘、琥珀。

(2)湿热侵心证

1)治法:化湿清热,解毒宁心。

2)推荐方药:葛根黄芩黄连汤(《伤寒论》)加减。葛根、黄芩、黄连、甘草、焦神曲等,或具有同类功效的中成药。偏湿重,加厚朴、茵陈、茯苓、藿香;偏热重,加苦参、板蓝根。

(3)气滞血瘀证

1)治法:活血化瘀,养血通脉。

2)推荐方药:血府逐瘀汤(《医林改错》)加减。当归、生地黄、桃仁、红花、柴胡、生山楂、赤芍、川芎、枳壳等,或具有同类功效的中成药(包括中药注射剂)。偏气滞,加厚朴、降香;偏血瘀,加丹参、生山楂、三七、片姜黄。

(4)痰湿痹阻证

1)治法:化痰理气,宽胸通阳。

2)推荐方药:二陈汤(《太平惠民和剂局方》)合瓜蒌薤白半夏汤(《金匮要略》)加减。瓜蒌、薤白、半夏、陈皮、茯苓、枳壳、郁金、甘草等,或具有同类功效的中成药。偏痰湿,加炒白术、桂枝、橘红、炒薏苡仁;偏水湿,加葶苈子、泽泻、猪苓。

2. 本虚证

(1)气阴虚损证

1)治法:益气养阴。

2) 推荐方药:生脉散(《备急千金要方》)加减。太子参、麦冬、五味子、玉竹、黄精、炙甘草等,或具有同类功效的中成药(包括中药注射剂)。偏气虚,加黄芪、党参;偏阴虚,加生地黄、玄参。

(2) 阳气虚弱证

1) 治法:温阳益气。

2) 推荐方药:桂枝甘草龙骨牡蛎汤(《伤寒论》)合麻黄附子细辛汤(《伤寒论》)加减。桂枝、炙甘草、煅龙骨、煅牡蛎、炙麻黄、制附子、细辛、黄芪等,或具有同类功效的中成药(包括中药注射剂)。阳虚重,加淫羊藿、鹿角霜。心阳虚衰,用参附龙牡汤(《正体类要》)加减。

(3) 气血不足证

1) 治法:益气养血复脉。

2) 推荐方药:炙甘草汤(《伤寒论》)加减。炙甘草、生地黄、熟地黄、麦冬、阿胶珠、当归、苦参、太子参、桂枝等,或具有同类功效的中成药(包括中药注射剂)。脉结代(过早搏动),加甘松、苦参、羌活。

(二) 外治法

1. 体针

主穴取心俞、巨阙、间使、神门,配穴取内关、足三里、三阴交(温针灸)。用于心肌炎、心律失常。

2. 推拿

开天门、推坎宫、运太阳,各 100 次;清肺经、清天河水,各 300 次;擦膻中,按弦走搓摩,各 2 分钟;摩腹 3 分钟,捏脊 5 次;补胃经、补脾经、补肾经,各 300 次;揉内关、足三里、神门、心俞、膈俞、脾俞、胃俞等穴,各 2 分钟。以上手法可随症加减。每次治疗 20～30 分钟,隔日 1 次。用于心肌炎。

3. 穴位贴敷

以黄芪、沙参、丹参、党参、苦参、冰片等作为基本处方做成药饼;选取膻中、厥阴俞、巨阙、心俞等穴位。患儿取坐位,穴位局部常规消毒后,取药贴于相应穴位,2～4 小时后取下即可,隔日 1 次,14 天为 1 个疗程。用于心肌炎、期前收缩。

4. 穴位注射法

以益气或益气养阴类中药注射剂为主,主穴取足三里,隔日 1 次,15 次为1个疗程。用于心肌炎迁延期。

(三)西药治疗

参照《诸福棠实用儿科学》(第8版),采用卧床休息、镇静及镇痛处理、免疫抑制剂、免疫球蛋白、对症治疗(抗心律失常、抗心力衰竭),以及其他治疗,包括维生素C、辅酶Q10、果糖-1,6-二磷酸、黄芪、抗病毒药物等。

(四)护理要点

1. 密切观察

密切观察患儿病情变化,一旦出现面色青紫、心率明显增快或减慢、严重心律失常、呼吸急促、血压异常下降等,应及时抢救。

2. 起居护理

注意休息,尽量保持安静。急性期卧床休息3~6周,重者宜6个月~1年;待热退后3~4周,心力衰竭得到控制,心律失常好转,心电图改变好转时,可逐渐增加活动量。

3. 饮食调理

鼓励摄入低盐、清淡、易消化及富含维生素和蛋白质的食物,忌暴饮暴食,忌过于肥甘厚腻或辛辣刺激之品。

三、疗效评价

(一)评价标准

1. 中医证候疗效评价标准

(1)临床痊愈:中医临床症状、体征消失或基本消失,证候积分率≥95%。

(2)显效:中医临床症状、体征明显改善,70%≤证候积分率<95%。

(3)有效:中医临床症状、体征均有好转,30%≤证候积分率<70%。

(4)无效:中医临床症状、体征均无明显改善,甚或加重,证候积分率<30%。

2. 疾病疗效评价标准

参照《中药新药临床研究指导原则(第一辑)》中病毒性心肌炎的疗效评价标准拟定,标准如下:

(1)临床治愈:临床症状和体征完全消失,具有诊断意义的心脏电生理、胸部 X 射线或超声心动图及 CK-MB、心肌肌钙蛋白等指标,全部恢复正常。

(2)显效:临床症状和体征大部分消失,具有诊断意义的心脏电生理、胸部 X 射线或超声心动图及 CK-MB、心肌肌钙蛋白等指标,大部分恢复正常或有明显改善。

(3)有效:临床症状、体征部分消失或有改善,具有诊断意义的心脏电生理、胸部 X 射线或超声心动图及 CK-MB、心肌肌钙蛋白等指标,部分恢复正常或有明显改善。

(4)无效:不符合以上标准者。

(二)评价方法

根据患儿入院和出院时的病情,按照疗效标准进行小儿病毒性心肌炎疗效评价。

第十节　儿童紫癜性肾炎

一、诊断

(一)疾病诊断

参照《紫癜性肾炎诊治循证指南》(中华医学会儿科学分会肾脏学组发布,2016 年)。

1. 诊断标准

在过敏性紫癜病程 6 个月内,出现血尿和(或)蛋白尿。其中血尿和蛋白尿的诊断标准分别如下。

(1)血尿:肉眼血尿或 1 周内 3 次镜下血尿[红细胞≥3 个/高倍视野(HP)]。

(2)蛋白尿:满足以下任一项者。①1 周内 3 次尿常规定性示尿蛋白阳性。②24 小时尿蛋白定量>150 mg 或尿蛋白/尿肌酐(mg/mmol)>0.2。③1 周内 3 次尿微量白蛋白高于正常值。

极少部分患儿在过敏性紫癜病程6个月后,出现血尿和(或)蛋白尿者应争取进行肾活检,如为 IgA 系膜区沉积为主的系膜增生性肾小球肾炎,则亦可诊断为紫癜性肾炎。

2. 临床分型

(1)孤立性血尿型。

(2)孤立性蛋白尿型。

(3)血尿和蛋白尿型。

(4)急性肾炎型。

(5)肾病综合征型。

(6)急进性肾炎型。

(7)慢性肾炎型。

3. 病理分级

(1)肾小球病理分级

Ⅰ级:肾小球轻微异常。

Ⅱ级:单纯系膜增生,分为局灶/节段、弥漫性。

Ⅲ级:系膜增生,伴有<50%肾小球新月体形成和(或)节段性病变(硬化、粘连、血栓、坏死),其系膜增生可分为局灶/节段、弥漫性。

Ⅳ级:病变同Ⅲ级,50%~75%的肾小球伴有上述病变,分为局灶/节段、弥漫性。

Ⅴ级:病变同Ⅲ级,>75%的肾小球伴有上述病变,分为局灶/节段、弥漫性。

Ⅵ级:膜性增生性肾小球肾炎。

(2)肾小管间质病理分级

(-)级:间质基本正常。

(+)级:轻度小管变形扩张。

(++)级:间质纤维化、小管萎缩<20%,散在炎症细胞浸润。

(+++)级:间质纤维化、小管萎缩占20%~50%,散在和(或)弥漫性炎症细胞浸润。

(++++)级:间质纤维化、小管萎缩>50%,散在和(或)弥漫性炎症细胞浸润。

（二）证候诊断

参照《中医内科常见病诊疗指南（西医疾病部分）》（中华中医药学会发布，2008年）。

1. 主证

（1）湿热内侵证：尿中多泡沫，小便短赤，血尿、蛋白尿；脘闷纳呆，疲倦乏力，头身困重；或颜面下肢水肿；或紫癜反复，皮损溃烂；或关节肿痛；舌质红，舌苔黄腻，脉滑数。

（2）阴虚火旺证：病程较长，紫癜消退，尿中多泡沫，小便短赤，血尿、蛋白尿；腰膝酸软，咽干口燥，手足心热，盗汗，头晕耳鸣，面色潮红，咽部暗红，或紫癜反复发作，量少色淡；舌质嫩红，苔少或无，脉细数。

（3）肺脾气虚证：病程较长，紫癜消退；尿中多泡沫，蛋白尿、血尿；或有浮肿，多汗，乏力，气短懒言，口淡不渴，平日易感冒，感染后加重；或紫癜反复发作，量少色淡；舌淡有齿痕，苔白，脉沉细。

（4）气阴两虚证：病程较长，紫癜消退；尿中多泡沫，小便短赤，血尿、蛋白尿；多汗，乏力，常易感冒，手足心热，盗汗，面色潮红；舌红少津，苔薄或无，脉细无力。

（5）脾肾阳虚证：病程日久，尿中多泡沫，蛋白尿、血尿；全身浮肿，尿少，畏寒肢冷，面色㿠白，神疲乏力，纳差，便溏；舌体胖，边有齿痕，苔白，脉沉细或弱。

2. 兼证

（1）血瘀证：皮肤紫癜，关节疼痛，腹痛，肌肤甲错。舌质紫暗或有瘀斑，脉（细）涩。或凝血功能检查中纤维蛋白原、D-二聚体均增高，凝血酶原时间缩短。

（2）风热证：鼻塞，流涕，咳嗽，咽红，或伴发热，或皮肤紫癜，色红，细碎，舌红，苔薄白，脉浮数。

（3）血热证：病程短，皮肤紫癜，色赤红或紫红，量大；或腹痛，大便鲜血，小便黄或赤；舌质红或紫红，舌苔黄干，脉洪数或弦滑。

二、治疗方法

(一)辨证选择口服中药汤剂或中成药、中药注射剂

1. 主证

(1)湿热内侵证

1)治法:清热利湿。

2)推荐方药:小蓟饮子加减。生地黄、小蓟、滑石、蒲黄、藕节、淡竹叶、当归、山栀子、炙甘草,或具有清热解毒利湿功效的中成药、中药注射剂。

(2)阴虚火旺证

1)治法:滋阴清热。

2)推荐方药:知柏地黄丸加减。熟地黄、黄柏、知母、山药、山茱萸、牡丹皮、泽泻、茯苓、丹参、墨旱莲、女贞子。

(3)肺脾气虚证

1)治法:益气健脾。

2)推荐方药:玉屏风散合六君子汤加减。黄芪、防风、白术、人参、茯苓、陈皮、法半夏、熟地黄、山茱萸,或具有益气健脾功效的中成药、中药注射剂。

(4)气阴两虚证

1)治法:益气养阴。

2)推荐方药:参芪地黄汤加减。太子参、黄芪、茯苓、熟地黄、山茱萸、山药、泽泻、牡丹皮、白术、益母草,或具有益气养阴功效的中成药、中药注射剂。

(5)脾肾阳虚证

1)治法:温阳利水。

2)推荐方药:真武汤加减。茯苓、炒白术、白芍、制附子(先煎)、黄芪、党参、当归、陈皮、车前子(包煎)、炙甘草等。

2. 兼证

(1)血瘀证

1)治法:活血化瘀。

2)推荐方药:四物汤加减。川芎、当归、熟地黄、牛膝、桃仁、甘草等,或具有活血化瘀功效的中药注射剂。

(2)风热证

1)治法:疏风清热。

2)推荐方药:银翘散加减。连翘、金银花、桔梗、薄荷、淡竹叶、甘草、荆芥等,或具有疏风清热功效的中成药。

(3)血热证

1)治法:清热解毒凉血。

2)推荐方药:犀角地黄汤加减。水牛角(先煎)、生地黄、赤芍、牡丹皮、黄芩、蒲公英、白茅根、藕节、甘草等,或具有清热解毒功效的中成药、中药注射剂。

(二)外治法

1. 艾灸疗法

(1)方法:穴位局部常规消毒后,艾灸仪贴片贴于相应的穴位,调节温度(45 ℃左右,以患儿耐受为宜),施灸时间为30分钟,1天1次,1周为1个疗程。用于2岁以上患儿。

(2)常用穴位:肾俞、复溜、足三里、脾俞、气海、腰阳关等。适用于所有证型患儿。

2. 耳穴压豆

(1)方法:将王不留行贴压耳穴(双侧),每次揉按各穴15分钟左右,以增强刺激,1天1次,1周为1个疗程。

(2)常用穴位:耳尖、神门、肺、脾、肾、三焦、皮质下。适用于所有证型患儿。

3. 低频脉冲疗法

(1)方法:调节电流强度,以引起明显的震颤感而不致痛为宜,先施以弱电流消除患儿紧张情绪,再将电流调到治疗量,强度调节范围在20~60赫兹(Hz),每次30分钟,1天1次,1周为1个疗程。用于2岁以上患儿。

(2)常用穴位:关元、水道、肾俞、膀胱俞、阴陵泉、三阴交、足三里、涌泉。适用于所有证型患儿。

4.中药熏蒸疗法

对皮肤紫癜较多患儿,可选择应用中药熏蒸床进行中药熏蒸药浴治疗。

(三)西医治疗

参考中华医学会儿科学分会肾脏学组2016年发布的《紫癜性肾炎诊治循证指南》。

1.基础治疗

营养支持疗法可选用维生素、电解质、白蛋白、血浆等;合并感染时可短期使用抗感染药物,如抗生素、抗病毒药物等。高凝倾向者给予抗凝治疗。

2.血管紧张素转换酶抑制剂或血管紧张素受体阻滞药

血管紧张素转换酶抑制剂(ACEI)或血管紧张素受体阻滞药(ARB)适用于孤立性少量蛋白尿或合并镜下血尿或病理Ⅱa级者。

3.激素及其他免疫抑制剂的治疗

(1)非肾病水平蛋白尿或病理Ⅱb、Ⅲa级:建议对于持续蛋白尿>1 g/(d·1.73 m^2),已应用ACEI或ARB治疗,肾小球滤过率(GFR)>50 mL/(min·1.73 m^2)的患儿,给予糖皮质激素治疗6个月。

(2)肾病水平蛋白尿、肾病综合征、急性肾炎综合征或病理Ⅲb、Ⅳ级:建议糖皮质激素联合免疫抑制剂治疗。临床类型较重、肾脏病理呈弥漫性改变或新月体比例较高者,可加用糖皮质激素冲击治疗。

(3)急进性肾炎或病理Ⅴ、Ⅵ级:糖皮质激素冲击1~2个疗程后,口服糖皮质激素联合免疫抑制剂及抗凝治疗。

(四)护理要点

1.一般护理

包括房间、床铺、生命体征测量等。

2.饮食护理

忌食容易引起过敏的食品;忌食辛辣、海腥发物和煎炸、炙烤、油腻、硬固之品;根据患儿体质制订饮食计划。

3.生活护理

嘱患儿注意休息,防寒保暖,避免因外感后引起疾病反复加重病情;患儿病期不要到公共场合活动,急性期病情重者应卧床休息,经常更换体位,防止血栓等并发症形成。

4. 情志护理

加强对患儿家长的疾病宣教,减轻患儿家长及患儿的紧张恐惧心理,保持心态稳定,树立战胜疾病的信心。

三、疗效评价

(一)评价标准

参照《中药新药临床研究指导原则》(2002年)中"中药新药治疗慢性肾炎的临床研究指导原则"的疗效评价标准拟定。

1. 中医证候疗效评价标准

证候积分率=(治疗前证候积分−治疗后证候积分)/治疗前证候积分×100%。

(1)临床缓解:中医临床症状、体征消失或基本消失,证候积分率≥95%。

(2)显效:中医临床症状、体征明显改善,证候积分率≥70%。

(3)有效:中医临床症状、体征均有好转,证候积分率≥30%。

(4)无效:中医临床症状、体征无明显改善,甚或加重,证候积分率<30%。

2. 疾病疗效评价标准

(1)临床缓解:皮肤紫癜、肉眼血尿、水肿、腹痛、关节疼痛等症状与体征完全消失,尿红细胞消失,尿蛋白转阴,24小时尿蛋白定量<150 mg,肾功能恢复或保持正常,持续3月以上。

(2)显效:皮肤紫癜、肉眼血尿、水肿、腹痛、关节疼痛等症状与体征基本消失,尿蛋白减少≥50%,尿红细胞减少≥50%,肾功能恢复或保持正常,持续3月以上。

(3)有效:症状与体征明显好转,尿红细胞减少≥25%,尿蛋白减少≥25%,肾功能改善或维持原水平,持续3月以上。

(4)无效:未达到上述标准。

(二)评价方法

1. 实验室检查指标

包括尿液分析、尿沉渣红细胞计数、24小时尿蛋白定量、肾功能检测等。

2. 其他

根据患儿入院与出院当天病情,按照疗效标准进行疗效评价。

第十一节　小儿腹痛(小儿肠系膜淋巴结炎)

一、诊断

(一)疾病诊断

1. 中医诊断标准

参照《中医儿科学》(新世纪第4版,马融主编,中国中医药出版社,2016年)。

(1)患儿可有外感风邪、乳食不节或不洁、情志不畅等病史或诱因。

(2)临床表现:疼痛部位。可发生在任何部位,但以脐周及右下腹为主。疼痛性质。隐痛、钝痛、胀痛、刺痛、挚痛。疼痛特点。时作时止、时轻时重,反复发作、发作后自行缓解。伴随症状。部分患儿可伴发热、呕吐、腹胀、便秘或腹泻、啼哭不宁等。

2. 西医诊断标准

参照《诸福棠实用儿科学》(第8版,江载芳、申昆玲、沈颖主编,人民卫生出版社,2015年)中急性肠系膜淋巴结炎的诊断标准。

(1)多见于7岁以下小儿,好发于冬、春季节。

(2)有上呼吸道感染或肠道感染史。

(3)典型症状:发热、腹痛、呕吐,有时伴腹泻或便秘等症状。腹痛可在任何部位,以脐周或右下腹最常见,腹痛性质不固定,可表现为隐痛或痉挛性疼痛。压痛部位靠近中线或偏高,无固定位置,少有反跳痛及腹肌紧张。

偶可在右下腹扪及具有压痛的小结节样肿物。

（4）白细胞计数正常或轻度升高。

（5）腹部彩色多普勒超声：提示多发肠系膜淋巴结肿大（在同一区域肠系膜上有2个以上淋巴结显像，长轴（最长直径）≥10 mm或短轴（最短直径）≥5 mm，纵横比>2；或淋巴结呈集簇状排列，彩色多普勒血流成像显示淋巴结内血流信号丰富者。较重者可见腹水。

（二）证候诊断

参照《中医儿科学》（新世纪第4版，马融主编，中国中医药出版社，2016年）。

1. 腹部中寒证

腹部疼痛，拘急疼痛，得温则舒，遇寒痛甚，痛处喜暖，面色苍白，痛甚者额冷汗出，唇色紫暗，肢冷不温，或兼吐泻，小便清长，舌淡、苔白滑，脉沉弦紧，指纹红。

2. 乳食积滞证

脘腹胀满，按之痛甚，嗳腐吞酸，不思乳食，腹痛欲泻，泻后痛减，或有呕吐，吐物酸馊，大便秽臭，夜卧不安，时时啼哭，舌红、苔厚腻，指纹紫滞。

3. 胃肠积热证

腹痛胀满，疼痛拒按，或伴发热，大便秘结，烦躁口渴，手足心热，口唇舌红，舌苔黄燥，脉滑数或沉实，指纹紫滞。

4. 气滞血瘀证

腹痛经久不愈，痛有定处，痛如针刺，或腹部癥块拒按，肚腹硬胀，青筋暴露，舌紫暗或有瘀点，脉涩，指纹紫滞。

5. 肺胃热盛证

腹痛拒按，胸闷不舒，咽红，咽痛，喉核赤肿明显或溃烂化脓，或发热，烦渴引饮，小便短赤，大便秘结，舌红、苔黄厚，脉滑数。

6. 湿热蕴结证

脐周腹痛拒按，胸闷不舒，咽红，口渴，恶心呕吐，小便短赤，大便秘结或溏滞不爽，舌红、苔黄腻，脉滑数。

二、治疗方法

(一)辨证论治

1. 腹部中寒证

(1)治法:温中散寒,理气止痛。

(2)推荐方药:养脏汤加减。木香、丁香、香附、当归、川芎、肉桂等,或具有同类功效的中成药。

(3)推拿疗法:揉一窝风,揉外劳宫,补脾经,推三关,摩腹,拿肚角等。

(4)灸法:根据病情选择应用艾灸、雷火灸等疗法。选取胃脘部、神阙、天枢、足三里、气海、脾俞、胃俞等穴位随症加减,每日1次,每次10~15分钟。

(5)穴位贴敷法:以胡椒、丁香、小茴香等为基本处方,粉碎研磨后加姜汁或料酒调匀放在专用贴敷膜上;选取神阙、天枢、中脘等穴,穴位局部常规消毒后,取药贴于相应穴位上,2~5小时后取下即可。

(6)中药离子导入法:选择温中散寒、理气止痛的中药,将药物浓煎备用。每次取药液50~100 mL浸入治疗垫,置于中脘、神阙、天枢穴,通过中药离子导入治疗仪导入,使药物通过皮肤直接浸透和吸收。每日1次,每次20分钟。

(7)中药热熨法:选择温中散寒、行气止痛的中药制成中药封包,装入无纺布袋,或者使用盐包,加热至45~50 ℃,放置于肚脐周围及小腹部热熨敷治疗,每次15~20分钟,每天1~2次。

(8)中药泡洗法:选用白胡椒、艾叶、透骨草等,煎煮后,洗按足部,每日1次,每次15~30分钟,水温宜在37~40 ℃。

2. 乳食积滞证

(1)治法:消食导滞,行气止痛。

(2)推荐方药:香砂平胃散加减。香附、苍术、陈皮、厚朴、砂仁、枳壳、焦山楂、神曲、麦芽、白芍、甘草等,或具有同类功效的中成药。

(3)推拿疗法:补脾经,顺运八卦,推四横纹,揉板门,清大肠,揉中脘,揉天枢,分腹阴阳,拿肚角等。

(4)穴位贴敷法:以鸡内金、厚朴、苍术、麦芽、山楂、丁香、砂仁等为基本处方,粉碎研磨后加姜汁或料酒调匀放在专用贴敷膜上;选取神阙、天枢、中脘等穴,穴位局部常规消毒后,取药贴于相应穴位上,2~5小时后取下即可。

(5)中药离子导入法:选取消食导滞、行气止痛的中药,将药物浓煎备用。每次取药液50~100 mL浸入治疗垫,置于中脘、神阙、天枢穴,通过中药离子导入治疗仪导入,使药物通过皮肤直接浸透和吸收。每日1次,每次20分钟。

3. 胃肠结热证

(1)治法:通腑泄热,行气止痛。

(2)推荐方药:大承气汤加减。大黄、厚朴、枳实、芒硝等。肝热犯胃而实热腹痛者,用大柴胡汤加减,或具有同类功效的中成药。

(3)推拿疗法:顺运八卦,清胃经,退六腑,推四横纹等。

(4)穴位贴敷法:以大黄、厚朴、枳实、陈皮等为基本处方,粉碎研磨后加料酒调匀放在专用贴敷膜上;选取神阙、天枢、中脘等穴,穴位局部常规消毒后,取药贴于相应穴位上,2~5小时后取下即可。

4. 气滞血瘀证

(1)治法:活血化瘀,行气止痛。

(2)推荐方药:少腹逐瘀汤加减。肉桂、干姜、小茴香、蒲黄、五灵脂、赤芍、当归、川芎、延胡索、没药等,或具有同类功效的中成药。

(3)推拿疗法:补脾经,顺运八卦,推三关,分腹阴阳,摩腹,揉天枢,揉血海等。

(4)中药离子导入法:选取活血化瘀、行气止痛的中药,将药物浓煎备用。每次取药液50~100 mL浸入治疗垫,置于中脘、神阙、天枢穴,通过中药离子导入治疗仪导入,使药物通过皮肤直接浸透和吸收。每日1次,每次20小时。

5. 肺胃热盛证

(1)治法:清泻肺胃,散结止痛。

(2)推荐方药:凉膈散加减。芒硝、大黄、栀子、连翘、黄芩、甘草、薄荷、竹叶、赤芍、元胡、枳实等,或具有同类功效的中成药。

(3)推拿疗法:清肺经,清天河水,顺运八卦,清胃,退六腑,推四横纹等。

6. 湿热蕴结证

(1)治法:清热化湿,理气止痛。

(2)推荐方药:消瘰丸合香连丸加减。玄参、牡蛎、黄连、木香、夏枯草、连翘、紫花地丁、延胡索、浙贝母、半夏等,或具有同类功效的中成药。

(3)推拿疗法:清补脾,清大肠,推天柱骨,揉内关,推四横纹,摩腹,捏脊。

(4)穴位贴敷法:以黄连、木香、苍术、厚朴等为基本处方,粉碎研磨后加料酒调匀放在专用贴敷膜上;选取神阙、天枢、中脘等穴,穴位局部常规消毒后,取药贴于相应穴位上,2~5小时后取下即可。

(二)其他中医特色疗法

以下中医医疗技术适用于所有证型。

1. 针刺疗法

取足三里、合谷、中脘、天枢。一般快速进针,行平补平泻手法,捻转或提插,较大儿童可留针15分钟。

2. 耳穴压豆

选穴胃、脾、肝、胆。实证加三焦、大肠,便秘加直肠。1日按压3~5次,每周换贴2~3次。

3. 拔罐疗法

选取合适的体位,按照拔罐操作技术进行操作,在神阙、气海、中脘、天枢及脾俞、胃俞等相应穴位进行操作。留罐5~8分钟,每天1次。

(三)西药治疗

参考《诸福棠实用儿科学》(第8版,江载芳、申昆玲、沈颖主编,人民卫生出版社,2015年)。

原发性或非特异性肠系膜淋巴结炎多具有自限性。继发性肠系膜淋巴结炎明确由细菌感染的可采用抗生素治疗。由病毒感染所致者多可自愈,无须抗生素治疗。同时针对发热、腹痛等症状给予对症治疗,必要时禁食。若经上述治疗仍不见好转,淋巴结形成脓肿或出现腹膜炎症状,则行手术引流。

(四)护理要点

1. 饮食调理

注意饮食卫生,忌过食生冷瓜果、饮料、不洁食品,防止暴饮暴食。根据病因给予相应饮食调护。食积腹痛者暂禁食,或给流质、半流质饮食;热证腹痛者,忌食辛甘厚味;虚寒腹痛者,宜食甘温之品。可暂时回避鱼虾、鸡蛋、牛奶等易引起肠道过敏的食物。

2. 情志调理

减少情志刺激,避免精神紧张,保持心情愉悦。

三、疗效评价

采用《中医病证诊断疗效标准》(ZY/T 001.1~001.9—1994)(陈佑邦,南京大学出版社,2012年)、《中药新药临床研究指导原则》及《临床诊疗指南·疼痛学分册》(中华医学会编著,人民卫生出版社,2007年)拟定。

(一)评价标准

1. 中医证候评价标准

根据患儿临床症状及体征进行治疗前后量化评分对比,拟定评分标准。

证候积分率=(治疗前证候积分-治疗后证候积分)/治疗前证候积分×100%。

(1)临床痊愈:治疗后各症状消失,证候积分率≥95%。

(2)显效:治疗后各症状明显减轻,70%≤证候积分率<95%。

(3)有效:治疗后各症状有所减轻,30%≤证候积分率<70%。

(4)无效:治疗后各症状无减轻或有加重,证候积分率<30%。

2. 疾病疗效评价标准

(1)临床治愈:临床症状、体征消失或基本消失,疼痛减轻的百分数>75%。腹部彩色多普勒超声示肠系膜淋巴结肿大消失或基本消失。

(2)显效:临床症状、体征明显改善,50%<疼痛减轻的百分数≤75%。腹部彩色多普勒超声示肠系膜淋巴结肿大减小或减少。

(3)有效:临床症状、体征有所好转,但改善并不明显,25%<疼痛减轻的百分数≤50%。腹部彩色多普勒超声示肠系膜淋巴结肿大无消退。

(4)无效:临床症状、体征无明显改善,疼痛减轻的百分数≤25%。腹部彩色多普勒超声示肠系膜淋巴结肿大无消退。

(二)评价方法

1. 疾病疗效评价方法

初诊及治疗第 7、14 天按照主要症状疗效评价标准,脸谱疼痛评分法(Faces Pain Scale,FACES 法)、数字分级法(Numerical Rating Scale,NRS 法)、划线法(Visual Analogue Scale,VAS 法)进行评价。

2. 中医证候疗效评价方法

患儿入院及出院时按照小儿腹痛中医证候积分进行评价。

第十二节 小儿急乳蛾(小儿急性扁桃体炎)

一、诊断

(一)疾病诊断

1. 中医诊断标准

参照中华中医药学会《中医儿科常见病诊疗指南·小儿乳蛾》(ZYYXH/T 248—2012)及"十三五"规划教材《中医耳鼻咽喉科学》(刘蓬主编,中国中医药出版社,2016 年出版)急乳蛾的诊断标准。

(1)以咽痛为主症,可表现为咽痛、咽痒,或吞咽困难,咽部异物感。喉核红肿,表面有脓点,颌下淋巴结肿大、压痛。

(2)轻者可无全身症状;重者可见发热,恶寒或微恶寒,头身疼痛,咳嗽,口臭,纳呆。

(3)起病较急,病程较短。

2. 西医诊断标准

参照《耳鼻咽喉头颈外科学》(第 8 版,田勇泉主编,人民卫生出版社,2013 年)中扁桃体炎及《儿童急性扁桃体炎诊疗-临床实践指南》急性扁桃体炎的诊断标准。

(1)临床表现:①全身症状。多见于急性化脓性扁桃体炎。起病急,可有畏寒、高热、头痛、食欲下降、乏力、全身不适、便秘等症状。小儿可因高热而引起抽搐、呕吐甚至昏睡。婴幼儿可因肠系膜淋巴结受累而出现腹痛及腹泻。②局部症状。以剧烈咽痛为主,常放射到耳部,伴有吞咽困难。婴幼儿常表现为流涎,拒食。部分患儿下颌下淋巴结肿大,有时肿大致转头不便。婴幼儿扁桃体肥大较显著者,还可引起呼吸困难。

(2)检查:患儿呈急性面容。咽部黏膜呈弥漫性充血,以扁桃体及两腭弓最为严重。腭扁桃体肥大,在其表面可显示黄白色脓点,在隐窝口处有黄白色或灰白色点状豆渣样渗出物,还可形成假膜,下颌下淋巴结常肿大。

(3)实验室检查:①血常规。病毒感染者可见血白细胞计数正常或偏低。细菌感染者白细胞计数增高,中性粒细胞增高。②咽拭子。可查出病毒或细菌。

(二)证候诊断

参考中华中医药学会制定的《中医儿科常见病诊疗指南·小儿乳蛾》(ZYYXH/T 248—2012)。

1. 风热犯肺证

咽痛,渐加剧,咳嗽、吞咽加重,咽干灼热或痒,轻度吞咽困难,伴发热微恶寒,头痛鼻塞,咳嗽咯痰,喉核及周围黏膜红肿,尚未化脓,颌下淋巴结肿大压痛,舌红,苔薄黄,脉浮数。

2. 风寒袭肺证

咽微痛,轻度吞咽困难,伴发热恶寒,喷嚏,鼻塞涕清,头身疼痛,无汗,喉核淡红稍肿,咽黏膜色淡,舌淡红,苔薄白,脉浮。

3. 肺胃热盛证

咽痛明显,吞咽时加剧,牵引耳痛,张口、吞咽困难,伴发热面赤,口渴欲冷饮,口臭,咳吐黄痰,小便短黄,大便秘结,喉核红肿,咽黏膜深红,喉核表面有黄白色脓点,颌下淋巴结肿大压痛,舌红,苔黄或黄腻,脉洪数。

二、治疗方法

(一)辨证选择口服中药汤剂

1. 风热犯肺证

(1)治法:疏风清热,利咽消肿。

(2)推荐方药:银翘马勃散加减。金银花、连翘、马勃、射干、牛蒡子、薄荷、蝉蜕、桔梗,或具有同类功效的中成药(包括中药注射剂)。

2. 风寒袭肺证

(1)治法:疏风散寒,利咽消肿。

(2)推荐方药:加味香苏散加减。荆芥、白芷、紫苏叶、陈皮、香附、桔梗、蔓荆子、川芎、甘草、生姜,或具有同类功效的中成药(包括中药注射剂)。

3. 肺胃热盛证

(1)治法:清泻肺胃,利咽消肿。

(2)推荐方药:清咽利膈汤加减。连翘、栀子、黄芩、薄荷、牛蒡子、金银花、玄参、甘草、桔梗、黄连,或具有同类功效的中成药(包括中药注射剂)。

(二)外治法

1. 敷贴疗法

用口疮散(吴茱萸、黄连、黄芩、连翘,以 2 : 1 : 2 : 2 比例研极细粉混合),每日临睡前取药粉 20 g 左右,用醋适量调和,捏成小饼状,贴于双足心涌泉穴处后固定,次晨取下,每日 1 次,3 日为 1 个疗程,可用 2 个疗程。或釜底抽薪散(吴茱萸、大黄、黄柏、胆南星各 3 g),同法敷贴于涌泉穴 24 小时。适用于风热犯肺证、肺胃热盛证。

2. 针灸疗法

可用三棱针或粗针点刺少商、商阳,放血数滴,每日 1 次;或以耳尖、耳背静脉为主穴,点刺放血 1~3 滴;体温高者加刺曲池,咽喉疼痛明显者加刺合谷;婴幼儿不留针,年长儿留针 15 分钟。适用于所有证型。

(三)西药治疗

高热时可口服退热药,咽痛剧烈可口服镇痛药,病毒性扁桃体炎无须使用抗菌药物,有细菌感染证据的急性扁桃体炎患儿予抗感染治疗,推荐以 β-

内酰胺类抗生素为一线用药。

扁桃体炎反复发作者,必要时可采用手术治疗。

(四)护理要点

饮食调理:忌辛辣刺激、肥甘厚腻之品。

三、疗效评价

(一)评价标准

1. 疾病疗效评价标准

采用1994年中华人民共和国中医药行业标准《中医耳鼻喉科病证诊断疗效标准》(ZY/T 001.6—1994)。

(1)治愈:咽部症状消失,扁桃体不充血,无脓点,或被摘除。

(2)好转:咽部症状减轻,扁桃体脓点消除。

(3)未愈:症状和体征无明显改善。

2. 中医证候疗效评价标准

参照2002年《中药新药临床研究指导原则》。

(1)临床痊愈:中医临床症状、体征消失或基本消失,证候积分率≥95%。

(2)显效:中医临床症状、体征明显改善,70%≤证候积分率<95%。

(3)有效:中医临床症状、体征均有好转,30%≤证候积分率<70%。

(4)无效:中医临床症状、体征均无明显改善,证候积分率<30%。

(二)评价方法

根据患儿入院和出院时的病情,按照疗效标准进行小儿急乳蛾疗效评价。

第十三节　小儿神经性尿频

神经性尿频是儿科常见的泌尿系统疾病。临床表现以尿频为主,可伴尿急,不伴有尿痛、遗尿、排尿困难、发热、浮肿等。

本病病因不一。小儿大脑皮质发育尚未完善,高级中枢对骶髓排尿反射初级中枢控制的功能较弱。膀胱容量小,舒缩调节功能欠佳。在不良环境因素的刺激下,支配膀胱的副交感神经兴奋性增高,以致膀胱逼尿肌持续收缩,膀胱括约肌松弛,排尿反射亢进而引起尿频。此外,还与前列腺素分泌过多、锌缺乏有关。好发于学龄前期和学龄期儿童。古代医籍无此病名,可参见中医"尿频"病证。

一、诊断

(一)疾病诊断

1. 病史

一年四季均可发病。既往无泌尿系统疾病、手术、外伤史,可有受精神刺激的病史。

2. 临床表现

临床表现以尿频为主,可伴有尿急,日间及入睡前排尿次数增加,轻重程度不一,分散注意力可减轻尿频症状,入睡后恢复正常。每次尿量较少,总尿量正常。无尿痛和排尿哭闹史,不伴有遗尿、尿潴留、尿失禁、排尿困难、发热、腰痛、浮肿、血尿、多饮等。

本病病程较长,症状无进行性加重,查体无阳性体征。

3. 实验室检查

尿常规、血常规、肾功能检查均正常,清洁中段尿细菌培养阴性,泌尿系统B超检查正常。必要时可做尿浓缩试验、垂体加压素试验、尿流动力学检查、静脉尿路造影等检查。

4. 需与神经性尿频相鉴别的病种

尿路感染、儿童前列腺炎、尿路畸形、尿崩症、糖尿病、膀胱过度活动症、神经源性膀胱等。

(二)证候诊断

1. 脾肾气虚证

病程日久,小便频数,淋漓不尽,入睡自止,尿液清或不清,神倦乏力,面色萎黄,食欲缺乏,或自汗出,易外感,甚则畏寒怕冷,手足不温,大便稀薄,舌质淡,或边有齿痕,苔薄腻或薄白,脉细弱。

2. 肾虚湿热证

病程迁延,小便频数,尿意窘迫,余沥不尽,夜尿正常,尿黄浑浊,精神困惫,常伴有烦躁,口渴不欲多饮,手足心热,舌质红,苔薄黄腻,脉濡细数。

3. 肝郁脾虚证

日间小便频数,尿急,量少,尿液不清,常反复发作,平素精神抑郁或急躁易怒,胸闷太息,小腹胀满,肠鸣矢气,大便溏结不调,或伴有神疲乏力,饮食不振,舌苔薄白,或边有齿痕,脉细弦。

二、治疗方案

(一)治疗原则

本病临床以虚证居多,单纯性实证较为少见,治疗以益气固摄为原则,多从脾、肾二脏论治。病程日久或反复发作者,多为本虚标实、虚实夹杂之证,治疗要标本兼顾,攻补兼施。若兼有湿热下注者,佐以清利湿热;若兼有肝气郁滞者,佐以疏肝理气。此外,还可结合针灸推拿、心理疗法、认知行为疗法等进行综合治疗。

(二)辨证选择口服中药汤剂

1. 脾肾气虚证

(1)治法:健脾益肾,升提固摄。

(2)推荐方药:缩泉丸(《校注妇人良方》)合补中益气汤(《脾胃论》)加减。益智仁、山药、乌药、黄芪、白术、陈皮、升麻、柴胡、党参、甘草、当归。

纳少厌食者,加鸡内金、炒谷芽、焦六神曲、焦山楂;大便溏薄者,加炒薏苡仁、煨木香、煨葛根;兼肺气虚者,合用玉屏风散;兼肾阳虚者,合用济生肾气丸。

2. 肾虚湿热证

(1)治法:温肾固摄,清利湿热。

(2)推荐方药:缩泉丸(《校注妇人良方》)合萆薢分清饮(《医学心悟》)加减。益智仁、山药、乌药、萆薢、石菖蒲、茯苓、白术、车前子(包煎)、黄柏。

烦躁口渴者,加天花粉、芦根、石斛;手足心热者,加莲子心、胡黄连;腰酸明显者,加菟丝子、肉苁蓉;湿热甚者,加萹蓄、瞿麦。

3.肝郁脾虚证

(1)治法:疏肝解郁,健脾利水。

(2)推荐方药:逍遥散(《太平惠民和剂局方》)加减。柴胡、当归、白芍、茯苓、白术、甘草、薄荷(后下)、生姜。

胸胁胀痛者,加香附、郁金、川楝子;情志抑郁者,加佛手;脾虚较甚者,加党参、山药;大便溏结不调者,加广藿香、茵陈、厚朴。

(三)中成药

1.缩泉胶囊(益智仁、山药、乌药)

每粒0.3 g。口服,建议用法用量:3~4岁每次1粒、4+~5岁每次2粒、>5岁每次3粒,每日3次。用于脾肾气虚证。

2.六味地黄丸

六味地黄丸包括熟地黄、山茱萸、牡丹皮、山药、茯苓、泽泻。

每8丸重1.44 g。口服,建议用法用量:3~6岁每次4粒、7~10岁每次6粒、10+~12岁每次8粒,每日3次。用于肾虚湿热证。

(四)外治法

1.体针

(1)主穴:中极、膀胱俞、三阴交、太溪等。

(2)配穴:肾阳虚配肾俞、关元;脾肺气虚配气海、列缺、足三里;夜梦多配百会、神门。

针用平补平泻法,动作应轻柔徐缓。每日1次,7日为1个疗程。

2.耳穴贴压

(1)主穴:肾、膀胱、皮质下、三焦等。

(2)配穴:精神紧张,心神不宁加神门、心穴;湿热下注加脾、尿道、外生殖器;脾肺不足加脾、肺穴。

每日按压3~5次,每穴按压1~2分钟,每次贴压后保持3~7日(学龄前儿童贴敷3~4日,学龄期儿童贴敷5~7日),贴压3次为1个疗程。

3.穴位敷贴

取桔梗、小茴香、肉桂、五倍子、覆盆子、五味子、补骨脂、川椒各等份。

烘干,研末,过200目筛,装瓶密封。每次取5~10 g,以米酒调匀,敷于神阙穴。每3日换药1次,5次为1个疗程。

取丁香、吴茱萸、肉桂、五倍子各等份。烘干,研末,过80目筛,装瓶密封。每次取3~5 g,以黄酒调和成糊状,敷于神阙穴。每日换药1次,5次为1个疗程。

取肉豆蔻、吴茱萸、补骨脂、五味子各等份。烘干,研末,过100目筛,装瓶密封。取穴为神阙、关元、中极和双侧肾俞穴,将药用蜂蜜调成糊状,敷于所取穴。敷贴3日即取掉,3次为1个疗程。

4. 推拿疗法

取脾经、肾顶、外劳宫、二马、气海、足三里、三阴交、膀胱俞、肾俞、八髎穴。补脾经300次,揉肾顶100次,揉外劳宫200次,揉二马300次,按揉气海300次,按揉足三里300次,按揉三阴交200次,按揉膀胱俞200次,擦八髎穴50次,捏脊10次。每日1次,治疗7日为1个疗程。

三、护理要点

(1)合理饮食,避免高糖、高盐等食物摄入过多,注意休息,加强锻炼,提高免疫力。

(2)营造舒适宽松的生活环境,避免不良环境因素和精神因素的刺激。

(3)结合心理疗法及认知行为疗法:充分了解患儿病史及性格特征,找出疾病发生的原因。进行排尿矫正教育,通过正强化法让患儿学会自我放松情绪,自我控制排尿。同时改善家长的认知和教养方式,预防疾病的复发。

第十四节 水肿病(小儿原发性肾病综合征)

一、诊断

(一)疾病诊断

1. 中医诊断标准

参照中华中医药学会发布的《中医儿科常见病诊疗指南》(ZYYXH/T

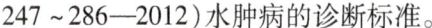

247~286—2012)水肿病的诊断标准。

(1)主症表现:浮肿,身体困重,小便短少,尿浊或血尿。

(2)次症表现:面色㿠白,恶心,呕吐,纳差,腹胀,腹痛。

(3)重症表现:面色紫暗或黧黑,无尿,口有秽味,或伴胸腔积液、腹水;频繁呕吐,四肢厥冷,面色白或口唇青紫;头痛,抽搐,谵语,嗜睡,昏迷。

2. 西医诊断标准

参照中华医学会儿科学分会肾脏学组2017年发布的《儿童激素敏感、复发/依赖肾病综合征诊治循证指南(2016)》原发性肾病综合征的诊断标准。

(1)大量蛋白尿:24小时尿蛋白定量≥50 mg/kg或晨尿蛋白/肌酐(mg/mg)≥2.0;1周内3次晨尿蛋白定性(+++)~(++++)。

(2)低蛋白血症:血清白蛋白低于25 g/L。

(3)高脂血症:血清胆固醇高于5.7 mmol/L。

(4)不同程度的水肿。

以上4项中以(1)和(2)为诊断的必要条件。

(二)证候诊断

参照中华中医药学会《中医儿科常见病诊疗指南》(ZYYXH/T 247~286—2012)。

1. 本证

(1)肺脾气虚证:全身浮肿,颜面为著,面色㿠白或萎黄,神疲气短,声低懒言,自汗,纳呆,便溏,小便短少,平素易感冒,舌淡或淡胖,苔白或白滑,脉浮细。

(2)脾虚湿困证:全身浮肿,肢体为著,按之凹陷,面色萎黄,身体困重,倦怠乏力,或兼胸闷,腹胀,纳少,便溏,小便短少,舌淡胖,舌边有齿痕,苔厚腻,脉沉缓。

(3)脾肾阳虚证:全身明显浮肿,按之深陷难起,腰腹下肢尤甚,或伴胸腔积液、腹水,畏寒肢冷,身体重着,神疲倦卧,脘腹胀满,或腰膝酸软,恶心,呕吐,纳少,便溏,小便短少不利,面色㿠白,舌淡胖,边有齿痕,苔白滑,脉沉细无力。

(4)肝肾阴虚证:浮肿较轻或无浮肿,头痛,头晕耳鸣,面色潮红,五心烦热,盗汗,失眠多梦,口干咽燥,或腰膝酸软,或伴痤疮,舌红,苔少,脉细数。

(5)气阴两虚证:浮肿较轻或无浮肿,面色无华,神疲乏力,自汗、盗汗或午后低热,手足心热,头晕,耳鸣,口干咽燥或长期咽痛,咽部暗红,易感冒,舌红少津,苔少,脉细弱。

2. 标证

(1)外感风邪证:恶寒,发热,头身疼痛,咳嗽,喷嚏,流涕,无汗或有汗,或喘咳气急,或咽红、喉核肿痛,舌红,苔薄白,脉浮。

(2)水湿内停证:全身明显浮肿,皮肤光亮,按之深陷难起,腹水明显,或伴胸腔积液,或见胸闷、气短喘咳,或身体困重,腹满泛恶,便溏,尿少,舌淡,苔白,脉滑。

(3)湿热内蕴证:身体困重,身热不扬,皮肤疮疡疖肿;恶心欲呕,口黏口苦,口臭,口干不欲饮,脘腹胀满,纳呆,大便不调;腰痛,小腹坠胀,小便频数短黄,或灼热刺痛,尿血,舌红,苔黄腻,脉滑数。

(4)瘀血阻滞证:颜面浮肿,面色紫暗或晦暗,眼睑下发青,唇舌紫暗,皮肤粗糙或肌肤甲错,有紫纹或血缕,或胁下痞块,腰痛,舌质紫暗或有瘀点、瘀斑,苔少,脉涩。

(5)湿浊停聚证:身重困倦,精神萎靡,头痛,眩晕,胸闷,腹胀,纳呆,恶心,呕吐,大便黏腻,小便短少,口黏腻,舌淡,苔厚腻,脉滑。

二、治疗方法

(一)辨证选择口服中药汤剂或中成药、中药注射剂

1. 本证

(1)肺脾气虚证

1)治法:健脾益气,宣肺利水。

2)推荐方药:防己黄芪汤合五苓散加减。汉防己、黄芪、白术、茯苓、猪苓、泽泻、桂枝等,或具有同类功效的中成药(包括中药注射剂)。

(2)脾虚湿困证

1)治法:健脾益气,渗湿利水。

2)推荐方药:防己茯苓汤合参苓白术散加减。汉防己、黄芪、桂枝、茯苓、人参、白术、白扁豆、山药、薏苡仁、莲子肉、砂仁、桔梗等,或具有同类功

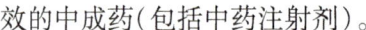

效的中成药(包括中药注射剂)。

(3)脾肾阳虚证

1)治法:温肾健脾,通阳利水。

2)推荐方药:偏肾阳虚者用真武汤加减。茯苓、白芍、白术、生姜、附子;偏脾阳虚者用实脾饮加减,药物组成:附子、白术、大腹皮、厚朴、木瓜、草果仁、槟榔、干姜、甘草等,或具有同类功效的中成药(包括中药注射剂)。

(4)肝肾阴虚证

1)治法:滋补肝肾,养阴清热。

2)推荐方药:知柏地黄丸加减。知母、黄柏、熟地黄、山药、山萸肉、茯苓、泽泻、牡丹皮、麦冬等,或具有同类功效的中成药(包括中药注射剂)。

(5)气阴两虚证

1)治法:益气养阴。

2)推荐方药:参芪地黄丸加减。党参、黄芪、生地黄、麦冬、山药、山萸肉、牡丹皮、茯苓、泽泻等,或具有同类功效的中成药(包括中药注射剂)。

2. 标证

(1)外感风邪证

1)治法:外感风寒者宣肺利水,疏风散寒;外感风热者宣肺利水,疏风清热。

2)推荐方药:外感风寒者用荆防败毒散;外感风热者用银翘散加减。麻黄、桂枝、杏仁、甘草,或连翘、金银花、桔梗、薄荷、竹叶、淡豆豉、荆芥、牛蒡子等,或具有同类功效的中成药(包括中药注射剂)。

(2)水湿内停证

1)治法:益气健脾,利水消肿。

2)推荐方药:五皮饮加减。生姜皮、桑白皮、陈皮、大腹皮、茯苓皮、车前子等,或具有同类功效的中成药(包括中药注射剂)。

(3)湿热内蕴证

1)治法:清热利湿。

2)推荐方药

上焦湿热者:五味消毒饮合三仁汤加减。金银花、野菊花、蒲公英、紫花地丁、天葵子。

中焦湿热者：甘露消毒丹加减。滑石、黄芩、茵陈蒿、白蔻仁、藿香、石菖蒲、薄荷。

下焦湿热者：八正散加减。车前子、瞿麦、萹蓄、石韦、大黄、栀子、竹叶等。

或具有同类功效的中成药（包括中药注射剂）。

(4) 瘀血阻滞证

1) 治法：活血化瘀。

2) 推荐方药：桃红四物汤加减。桃仁、红花、熟地黄、川芎、当归、芍药、丹参等，或具有同类功效的中成药（包括中药注射剂）。

(5) 湿浊停聚证

1) 治法：和胃降浊、化湿行水。

2) 推荐方药：温胆汤加减。半夏、竹茹、枳实、陈皮、茯苓、龙骨、牡蛎、蒲公英、甘草等，或具有同类功效的中成药（包括中药注射剂）。

(二) 外治法

1. 灸法

脾肾阳虚证：针刺肾俞、腰阳关、委中、命门。肝肾阴虚证：有血尿者针刺肾俞、太溪、复溜穴。腰膝酸软者针刺肾俞、腰阳关、委中、志室、太溪。

2. 耳针疗法

王不留行贴：耳尖、神门、肺、脾、肾、三焦等穴位随症加减。患儿取坐位，穴位局部常规消毒后，贴于相应穴位，并进行按压1分钟左右。用于治疗各型水肿。

3. 贴敷疗法

遂水散（甘遂、大戟、芫花各等量）共碾成极细末，每次1~3 g，置脐内，外加纱布覆盖，胶布固定。每日换药1次，10次为1个疗程。用于治疗各型水肿。

(三) 西药治疗

根据中华医学会儿科学分会肾脏学组2017年发布的《儿童激素敏感、复发/依赖肾病综合征诊治循证指南（2016）》规范应用利尿剂、糖皮质激素、免疫抑制剂等药物。同时积极控制危险因素和合并症，如感染、电解质紊乱、血栓栓塞、严重高血压、低血容量、严重低蛋白血症、肾功能衰竭等。

(四)护理要点

1. 运动调理

无高度水肿、低血容量和感染的患儿无须卧床休息,即使需卧床者也应在床上经常变换体位,以预防血管栓塞并发症。

2. 饮食调理

注意饮食调摄,清淡、少盐饮食,忌食辛辣、油腻之品,保证充足的蛋白质、维生素类营养的摄入。注意补充维生素D(每日500~1 000 IU)及钙剂。

3. 情志调理

重视情志护理,避免情志刺激,保持心情舒畅。

三、疗效评价

参照《中药新药临床研究指导原则》中肾病综合征的疗效评价标准。

(一)评价标准

1. 中医证候疗效评价标准

(1)临床痊愈:中医临床症状、体征消失或基本消失,证候积分率≥95%。

(2)显效:中医临床症状、体征明显改善,70%≤证候积分率<95%。

(3)有效:中医临床症状、体征均有好转,30%≤证候积分率<70%。

(4)无效:中医临床症状、体征均无明显改善或加重,证候积分率<30%。

2. 疾病疗效评价标准

(1)临床控制:尿常规检查蛋白转阴性,或24小时尿蛋白定量正常;尿沉渣红细胞计数正常。水肿消失,临床症状消失。

(2)显效:尿常规检查蛋白减少2个"+",或24小时尿蛋白定量减少≥40%;尿沉渣红细胞计数检查减少≥40%。水肿消失,临床症状明显好转。

(3)有效:尿常规检查蛋白减少1个"+",或24小时尿蛋白定量减少<40%;尿沉渣红细胞计数检查减少<40%。水肿消失,临床症状好转。

(4)无效:临床症状与上述实验室检查均无改善或加重者。

(二)评价方法

1. 评价时点

就诊或入院当天进行评价,治疗1周和2周后各评价1次。

2. 评价工具

中医证候疗效判定标准根据证候积分变化确定。

3. 信息收集

通过中医四诊、体格检查等方式收集相关临床信息。

第五章
中医儿科病例举隅

第一节 感冒

一、风寒感冒

病案

甄某,女,3岁。咳嗽,流清涕3天遂来就诊。

现病史:3天前淋雨后隔天出现咳嗽,低热,恶寒,流清涕,大便稀溏,舌淡红苔白,脉弦紧。

辨证:风寒感冒。

治法:辛温解表,宣肺散寒。辅以背部刮痧。

方药:荆防败毒散加减。荆芥10 g、防风10 g、茯苓10 g、川芎10 g、羌活10 g、独活10 g、柴胡12 g、前胡10 g、枳实10 g、桔梗10 g、炙甘草6 g。

该患儿服药7剂后痊愈,嘱其停药,清淡饮食,忌辛凉油腻。

[按语] 脉弦紧,提示风寒束于肌表,可见恶寒;阳气郁而发热,出现低热;风寒袭肺,肺开窍于鼻,故出现流涕、咳嗽。方用荆防败毒散辛温解表,宣肺散寒。处以背部刮痧宣肺退热,药后症除。医嘱因感冒后脾胃功能差,需注意饮食宜清淡,忌辛凉油腻之品。

二、风热感冒

病案

郭某,女,2岁。2024年3月22日前来就诊。

现病史:流涕,发热,口渴,大便稀,臭秽,口臭,舌可,脉滑数。

辨证:风热袭表。

治法:辛凉解表。

方药:银翘散加减。金银花12 g、连翘10 g、淡竹叶10 g、荆芥10 g、炒牛蒡子10 g、淡豆豉10 g、薄荷10 g、甘草6 g、桔梗10 g、芦根15 g、白芷10 g。7剂,水煎服。

1周后复诊,症状消失,停药。

[按语] 脉滑数,提示有热,症状即见发热;风热袭肺,肺开窍于鼻,故出现流涕;里热壅盛故口臭、大便臭秽。方选《温病条辨》中辛凉平剂银翘散加减,方中金银花、连翘辛凉透散,透散肺热于肌表外;芦根、淡豆豉、淡竹叶清里热,内外热全消。辨证准确,症状痊愈。医嘱饮食宜清淡。

三、暑湿感冒

病案

赵某,男,11岁。2023年8月6日前来就诊。

现病史:户外活动后发热2天,体温38.4 ℃,鼻塞,咽痛,头昏沉,腹泻,舌红苔黄腻,脉滑数。

辨证:暑湿感冒。

治法:解表清暑。

方药:新加香薷饮加减。香薷10 g、白扁豆10 g、厚朴10 g、连翘10 g。

该患儿服药7天后痊愈,嘱其停药,清淡饮食,忌辛凉油腻。

[按语] 有高温户外活动史,脉滑数,舌红苔黄腻,提示暑湿泛表。湿热侵犯肌表,导致发热、鼻塞、咽痛;湿热侵犯胃肠,导致腹泻;湿热侵窍,导致头昏沉。治法解表清暑,处方新加香薷饮加减。药到病除,医嘱饮食清淡。

四、郁热感冒

病案

马某,男,5岁。2024年4月12日前来就诊。

现病史:患儿2天前跟随父母参加婚礼时过食油腻辛凉之物,隔天出现发热,体温39℃,鼻塞,呕吐,呕吐物臭秽难闻,大便有食物残渣,舌尖红苔厚腻,脉沉滑数。

辨证:郁热。

治法:清透郁热。

方药:升降散合连苏饮。僵蚕10 g、蝉蜕10 g、姜黄10 g、大黄6 g、焦槟榔10 g、焦山楂10 g、紫苏叶10 g、黄连10 g。

该患儿服药5天后痊愈,嘱其停药及嘱咐其清淡饮食,忌辛凉油腻饮食。

[按语] 脉沉滑数,沉主气机郁闭,滑数代表有热,故辨证为郁热。郁热导致发热,胃热上扰,胃气上逆,导致呕吐,呕吐物臭秽。郁热下犯,导致大便有残留物。方用升降散合连苏饮。清透郁热,药到病除。医嘱饮食清淡。

五、虚证感冒

病案

陈某,男,7岁。因"晨起流涕,腹中不适"于2021年8月5日前来就诊。

现病史:鼻流涕不断,鼻塞,舌淡苔白,脉弦细减。

辨证:脾虚感冒。

治法:益气健脾,益气解表。

方药:补中益气汤加减。黄芪12 g、白术10 g、陈皮6 g、升麻9 g、柴胡9 g、党参10 g、炙甘草6 g、当归15 g、炒鸡内金10 g、辛夷10 g。14剂,水煎服,日1剂,早晚分服。

患儿服药月余前来复诊,自述已无鼻塞,腹中不适好转,其余症状皆无,脉象缓和,嘱其停药。

[按语] 脉弦细减,舌淡苔白,流涕鼻塞,提示脾虚且有寒象,有寒所以会有感冒症状,治疗应首先以脾虚为主,所以选用补中益气汤,加炒鸡内金健脾益胃,辛夷通鼻窍、止痛。辨证准确,效果显著,治疗月余,症状全消,嘱其停药且少食肉蛋奶。

注:本书中脉象"减"即脉势较常人衰减、减弱之意。

第二节 咳嗽

一、湿热咳嗽

病案

周某,男,5岁。5月1日前来就诊。

现病史:咳痰流涕,舌尖红,水滑,脉弦数。

辨证:湿热阻滞。

治法:清热除湿,宣肺止咳。

方药:杏仁汤加减。杏仁8 g、白豆蔻6 g、滑石12 g、甘草6 g、淡竹叶6 g、黄芩10 g、连翘10 g、茯苓12 g。7剂,水煎服,日1剂,早晚分服。

二诊(5月8日):咳大减,症状无,舌可,苔黄,略水,脉弦滑略数。原方加减。

三诊:已不咳嗽,遂停药。

[按语] 杏仁汤乃《温病条辨》中治疗伏暑导致肺疟继而出现频咳的方子,核心病机是湿热阻滞于肺,影响肺的宣发肃降,出现咳嗽。此患儿咳痰,舌水滑,提示湿阻;舌尖红,脉数,有热,故辨证为湿热阻滞,处以杏仁汤加减,茯苓、淡竹叶、滑石、豆蔻祛湿,甘草、黄芩、连翘清热,杏仁降气,标本兼治。

二、痰湿咳嗽

病案

王某,女,8岁。因"咳嗽"于5月8日前来就诊。

现病史:少痰,舌略红,脉滑。西医诊断为"左肺炎症伴部分实变"。

辨证:痰湿蕴肺。

治法:燥湿化痰,宣肃肺气。

方药:千金苇茎汤加减。射干10 g、猫爪草30 g、薏苡仁30 g、芦根60 g、桃仁10 g、冬瓜仁10 g。7剂,水煎服,日1剂,早晚分服。

此方加减治疗3周后,以补中益气汤加减治疗收尾。

[按语]《绛雪园古方选注》中云:苇,芦之大者;茎,干也。是方也,推作者之意,病在膈上,越之使吐也。盖肺痈由于气血混一,营卫不分,以二味凉其气,二味行其血,分清营卫之气,因势涌越,诚为先着。其瓜瓣当用丝瓜者良。时珍曰:丝瓜经络贯串,房隔联属,能通人脉络脏腑,消肿化痰,治诸血病,与桃仁有相须之理。薏苡仁下气,芦根上升,一升一降,激而行其气血,则肉之未败者,不致成脓,痈之已溃者,能令吐出矣。今时用嫩苇根,性寒涤热,冬瓜仁性急趋下,合之二仁,变成润下之方,借以治肺痈,其义颇善。猫爪草可行气散结化痰,临床多用于治疗因痰湿导致的各种结节,此患儿已成部分肺实变,脉滑,乃痰湿阻滞也,故用千金苇茎汤治疗。

三、郁热咳嗽

病案一

陆某,男,7岁。2024年7月11日前来就诊。

现病史:咳嗽3~4天,有痰,咳不出,咽痒,大便正常,夜卧不宁,舌可苔腻,脉滑数减。

辨证:少阳郁热。

治法:清解郁热。

方药:小柴胡汤加减。

组成:柴胡12 g、半夏10 g、党参10 g、炙甘草6 g、黄芩9 g、生姜10 g、大枣10 g、蝉蜕3 g、浙贝母10 g、蜜枇杷叶10 g、桔梗10 g。7剂,水煎服。

服完复诊,已无症状,停药。

[按语] 脉滑数减提示少阳郁热。该患儿主诉咳嗽。肺热壅盛,导致咳嗽;肺开窍于鼻,肺热壅盛导致咽痛;肺热煎灼津液,肺与大肠相表里,出现大便干。方用小柴胡汤加浙贝母、桔梗、蜜枇杷叶等清热化痰之品。辨证准确,效如桴鼓。医嘱饮食清淡。

病案二

张某,男,3岁。2024年5月21日前来就诊。

现病史:咳嗽,流涕,呈黄绿色,舌红苔黄,脉滑数。

辨证:三焦郁热。

治法:升清降浊,清泄里热。

方药:新加升降散加减+山楂丸。僵蚕10 g、蝉蜕6 g、姜黄6 g、大黄6 g、连翘5 g、金银花10 g、芦根8 g、淡竹叶10 g。3剂,水煎服。

3天后复诊,症状消失,嘱停药。

[按语] 脉滑数,舌红苔黄,提示三焦郁热;郁热壅肺,形成咳嗽;肺开窍于鼻,故流涕。方用新加升降散加味,方中金银花、连翘、僵蚕、蝉蜕辛凉透散,姜黄、大黄疏达气机,加芦根、淡竹叶清里热。辨证准确,效如桴鼓,3天后症状全消。医嘱饮食清淡。

四、虚证咳嗽

病案一

王某,男,9岁。2022年9月29日来诊。

现病史:咳嗽2个月余,流涕,有痰,早晚咳嗽,阵咳,舌红,脉滑稍数减。西医诊为"类百日咳"或"咳嗽变异性哮喘"。

辨证:气虚不受,寒邪内侵。

治法:扶正祛邪,止咳化痰。

方药:小柴胡汤加减。

组成:柴胡12 g、清半夏12 g、党参10 g、炙甘草6 g、黄芩10 g、生姜

10 g、大枣 10 g、蜜紫菀 10 g、蜜款冬花 10 g。3 剂,水煎服,日 1 剂,早晚分服。

二诊:补中益气汤加减。

10月5日回访,症状消失,嘱停药,忌辛凉油腻饮食及甜点。

[按语] 脉减为虚,宗气者,上走息道以司呼吸,故咳嗽;脉减者,多与宗气相干,脉滑数稍减,且有外感史,当宗仲景之少阳门,在人身之半表半里也。此部位已明,三焦者,通行元气和水液,邪正交争于此,影响运行,则发为郁阻,故用柴胡剂疏达三焦,佐蜜紫菀、蜜款冬花降气化痰之品,则邪去肺安。

病案二

王某,女,13岁。2021年8月8日前来就诊。

现病史:咳嗽痰多,黄痰浓稠,夹有血丝,腥臭,喘息,消瘦如柴,面色苍白,间断发热,关节疼痛,目花头晕,身疲乏力,喜饮,纳可,舌淡苔腻,脉细数疾而无力。

辨证:气虚,痈脓闭肺。

治法:补气消痈。

方药:补肺汤合千金苇茎汤加减。黄芪 30 g、人参 10 g、五味子 10 g、蜜紫菀 15 g、芦根 30 g、干鱼腥草 60 g、薏苡仁 60 g、炒冬瓜子 10 g、炒桃仁 10 g、熟地黄 10 g。14 剂,水煎服,日 1 剂,早晚分服。

患儿服药半个月后前来复诊,脉象已有力,自述咳嗽明显减轻,发热程度及频率有所减少,遂嘱其停药观察。

[按语] 脉细数疾而无力,舌淡苔腻,脉无力,身疲乏力,提示气虚;咳嗽痰多,黄痰,夹有血丝,腥臭,喘息,提示痈脓闭肺。治疗应补气消痈,方选用补肺汤合千金苇茎汤,补气消痈,辨证准确,效果显著,治疗半个月,症状全消。

病案三

梁某,女,15岁。于6月5日因"剑突下气逆而咳"就诊。

现病史:咳嗽,咳多则漏尿,大便偏干,2~3日一行,舌嫩,脉寸关滑,略涌,尺弱。

辨证：脾肾两虚。

治法：运脾祛湿,补肾敛冲。

方药：资生汤加减。山药30 g、玄参10 g、炒牛蒡子10 g、炒鸡内金15 g、麸炒白术15 g、枳实6 g、芡实30 g。7剂,水煎服,日1剂,早晚分服。

二诊(6月21日)：仍咳,症减,舌可,寸关滑,尺弱。予以患儿原方加减,去炒鸡内金、麸炒白术、枳实,加白术10 g、桑白皮6 g,芡实减为20 g。7剂。

三诊(7月4日)：嗜睡,记忆力差,大便略干,舌略红,苔薄白,脉弦滑略数,弱。辨证为气滞脾虚。方以小柴胡汤加减。柴胡15 g、清半夏10 g、黄芩6 g、党参12 g、生姜10 g、大枣10 g、炙甘草6 g。7剂,水煎服,日1剂,早晚分服。

[按语] 此患儿关脉滑,略有上涌之势,大便干,尺脉弱,主诉为咳嗽,气上逆。关脉滑乃中焦痰阻;气逆而咳,尺脉弱是中阻;不降出现肾虚,导致冲脉上冲而咳。故治以运脾祛湿,补肾敛冲,方选资生汤加减治疗。二诊仍咳,加桑白皮降肺。三诊药服完,症状全消。

第三节 肺炎喘嗽

病案一

杨某,女,11岁。因"肺炎喘嗽"于2024年5月31日前来就诊。

现病史：咳嗽2周,痰白黄而稀,不思饮食,二便正常,舌尖红苔腻,脉沉减数。

辨证：少阳郁热。

治法：宣透郁热。

方药：小柴胡汤加减。柴胡10 g、清半夏10 g、黄芩10 g、生姜10 g、大枣10 g、炙甘草10 g、焦山楂10 g、党参10 g、炒紫苏子10 g、芦根10 g、枇杷叶10 g、浙贝母10 g。

二诊(6月8日)：偶咳,脉细数。上述方子去焦山楂、炒紫苏子,加陈皮10 g、炒鸡内金10 g、葶苈子10 g、金荞麦10 g。

三诊(6月15日)：症状消失。嘱其停药,并清淡饮食。

[按语] 脉沉减数，舌红苔腻，提示少阳郁热；郁热扰肺，导致咳嗽；痰黄白而细，提示郁热阻滞胃肠。方用小柴胡汤加清热化痰止咳之品。初诊症状减轻仍咳加葶苈子、金荞麦之品，药后症状消失，金荞麦治疗肺热咳嗽效果显著。

病案二

杨某，男，7岁。2023年8月7日前来就诊。

现病史：患儿2天前轻微中暑，稍咳嗽，未予以重视，自昨日起，咳嗽突然加重，咳有黄痰，发热，气喘，舌苔厚腻，脉滑数。

辨证：痰热闭肺。

治法：辛凉宣肺，化痰止咳。

方药：达原饮合三子养亲汤加减。炒莱菔子10 g、炒紫苏子10 g、炒芥子15 g、厚朴10 g、草果15 g、槟榔10 g、白芍10 g、黄芩10 g、知母10 g、藿香10 g、枇杷叶10 g。

二诊（7月14日）：症减，微咳。方以小柴胡汤加枇杷叶，柴胡9 g、清半夏10 g、黄芩10 g、生姜10 g、大枣10 g、炙甘草10 g、枇杷叶10 g、党参10 g。

三诊（7月21日）：无不适症状。嘱其停药，清淡饮食，忌辛凉油腻。

[按语] 脉滑数，苔厚腻，提示痰热扰肺。痰热扰肺，则会出现咳嗽、发热。治法是辛凉宣肺，化痰止咳。方选达原饮合三子养亲汤加减。药后症减，微咳。二诊用小柴胡汤加枇杷叶，既可以顾护脾胃，又有化痰止咳之品。三诊症状全消。医嘱饮食清淡，忌油腻之品。

第四节 咽痛

病案一

高某，女，9岁。2024年6月30日前来就诊。

现病史：咽痛，舌红苔腻，脉弦数减。

辨证：少阳郁热。

治法:清热利咽。

方药:小柴胡汤加减。柴胡12 g、清半夏10 g、桔梗10 g、蝉蜕7 g、党参10 g、炙甘草6 g、黄芩9 g、生姜10 g、大枣10 g、薄荷10 g。7剂,水煎服。7日后复诊,症状消失,停药。

[按语] 脉弦数减,舌红苔黄,辨证为少阳郁热。郁热停于咽喉,导致咽痛。方用《伤寒论》小柴胡汤加薄荷,方中黄芩、半夏清热祛湿,柴胡疏达气机,生姜、大枣、炙甘草、党参补益,加薄荷利咽。辨证准确,效如桴鼓。饮食宜清淡。

病案二

杨某,男,9岁。因"发热,疱疹性咽峡炎"于2022年5月15日前来就诊。

现病史:咽痛,发热,咳嗽,咽中白,舌红苔黄,脉弦数。

辨证:热攻咽喉。

治法:利咽散结清热。

方药:小柴胡汤加减。柴胡12 g、清半夏12 g、党参10 g、炙甘草6 g、黄芩10 g、大枣10 g、桔梗10 g、炒牛蒡子10 g、蝉蜕6 g、金银花10 g、连翘10 g。7剂,水煎服,日1剂,早晚分服。

患儿服用7天后前来复诊,已无咽痛、发热,咳嗽减轻,脉象缓和,嘱其停药。

[按语] 脉弦数,舌红苔黄,提示有热。结合其症状咽痛,诊断为咽痛发热,治疗应利咽散结清热,方用《伤寒杂病论》小柴胡汤,加桔梗、炒牛蒡子、蝉蜕利咽,加金银花、连翘清热。辨证准确,效果显著,服药7日,症状全消。

第五节 便秘

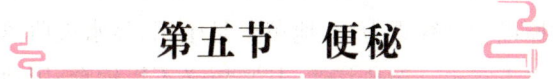

病案

齐某,男,7岁。8月27日前来就诊。

现病史:眼眶黑,食多便干,舌根苔少,脉细数。

辨证:脾肾两虚。

治法:补益肾脾。

方药:资生汤加减。玄参30 g、山药20 g、牛蒡子15 g、白术6 g、鸡内金15 g、生地黄20 g。5剂,水煎服,日1剂,早晚分服。

此患儿以资生汤加减治疗3个月余,症状全消,停药。

[按语] 目胞黑,苔少,脉细数,提示肾阴虚有火;又有食多便干,提示热影响脾胃,故用资生汤为底方加减治疗,补益肾脾,先天、后天同调。张锡纯说此方用白术以健脾之阳,脾土健壮,自能助胃。山药以滋胃之阴,胃汁充足,自能纳食(胃化食赖有酸汁)。脾为统血之脏,《黄帝内经》谓"血生脾",盖谓脾系血液结成,故中多函血。此证因心思怫郁,心血不能调畅,脾中血管遂多闭塞,或如烂炙,或成丝膜,此脾病之由。而脾与胃相助为理,一气贯通,脏病不能助腑,亦即胃不能纳食之由也。

鸡内金为鸡之脾胃,中有瓷、石、铜、铁,皆能消化,其善化有形郁积可知。且其性甚和平,兼有补脾胃之妙。故能助健补脾胃之药,特立奇功,迥非他药所能及也。方中以此三味为不可挪移之品。《神农本草经》谓玄参微寒,善治女子产乳余疾,且其味甘胜于苦,不至寒凉伤脾胃可知,故用之以去上焦之浮热,即以退周身之热,且其色黑多液,《神农本草经》又谓能补肾气,故以治痨瘵之阴虚者尤宜也。牛蒡子体滑气香,能润肺又能利肺,与山药、玄参并用,止嗽定喘,以成安肺之功,故加之以为佐使也。地黄生用,其凉血退热之功,诚优于玄参。地黄之善退热者,不但以其能凉血滋阴,实有以铁补铁之妙,使血液充足,而蒸热自退也。又痨瘵之热,大抵因真阴亏损,相火不能潜藏。夫相火生于水脏之命门穴,为阴中之火,方书谓之龙雷之火,犹两间之电气也。电之性喜缘铁传递,为地黄含有铁质,故又善引相火下行,安其故宅。《神农本草经》列之上品,洵良药也。然必烧热过甚而始加之者,以此方原以健补脾胃为主,地黄虽是生用,经水火煎熬,其汁浆仍然黏腻,恐于脾胃有不宜也。至热甚者,其脾胃必不思饮食,用地黄退其热,则饮食可进,而转有辅助脾胃之效。可知其能补肺、脾、肾三脏之阴,后天补先天,金生水,故其补肾阴之效更强。

第六节 泄泻

病案一

聂某,男,出生后2周。2023年9月15日前来就诊。

现病史:感冒未愈,外出未穿外套吹风后腹泻,每天2~3次,流清涕,鼻塞,低热,体温37.5 ℃,怕冷,脉弦紧,舌淡白,指纹淡红。

辨证:风寒夹湿。

治法:疏风散寒,化湿和中。

方药:藿香正气散加减。藿香10 g、苏叶10 g、白芷10 g、厚朴10 g、大腹皮10 g、陈皮6 g、半夏10 g、茯苓10 g、白术10 g。辅以小儿推拿。

该患儿在行小儿推拿3天加服药5天后痊愈,嘱其停药,并嘱其母亲清淡饮食,忌辛凉油腻。

[按语] 该患儿脉弦紧,有外出受寒史,寒湿侵表,导致鼻塞恶寒;肌表郁热,导致发热;寒侵犯胃肠,导致腹泻。辨证为风寒夹湿证,治疗用藿香正气散加减辅以小儿推拿。5天后痊愈,医嘱其母亲清淡饮食。

病案二

赵某,女,3岁。腹泻2周遂来就诊。

现病史:患儿2周前随父母逛夜市食冷饮、烧烤后出现腹泻,现呈水样便,平均每天腹泻5次,腹痛,不思饮食,恶心,呕吐,小便短黄,大便臭秽。舌红苔黄腻,脉数,指纹紫。湿热泻。

辨证:湿热泻。

治法:清肠解热,化湿止泻。

方药:葛根黄芩黄连汤加减。

组成:葛根10 g,黄连10 g,黄芩10 g,炙甘草6 g,陈皮、鸡内金各10 g。辅以小儿推拿。

该患儿在行小儿推拿5天加服药7天后痊愈,嘱其停药,清淡饮食,忌辛凉油腻。

［按语］ 患儿3岁,有进食烧烤史,脉数,指纹紫,说明体内有热;热阻滞胃肠,出现腹泻、腹痛、不思饮食、呕吐恶心。方用葛根芩连汤加减配合小儿推拿1周后,症状消失。对于热邪导致的腹泻要通因通用,不能用收涩之品,防止闭门留寇。

第七节 积滞

病案一

焦某,男,12岁。于5月26日前来就诊。

现病史:体瘦,食少,偶有呕吐,头痛,舌红苔黄,脉缓数弱。

辨证:脾虚积滞。

治法:健脾消积,清热祛湿。

方药:四君子汤合泻黄散加减。薏苡仁30 g、党参15 g、麸炒白术15 g、炒鸡内金15 g、甘草6 g、防风6 g、藿香6 g、焦山楂15 g。7剂,水煎服,日1剂,早晚分服。

二诊(6月3日):食欲好转,呕吐消,头痛消,大便可,舌可,苔根部黄腻,脉缓数弱。以原方党参减量为10 g,防风、藿香加量为10 g。7剂。

后以此方加减服用2个月余,无不适,饮食大增,体格渐强。

［按语］ 此患儿脉缓数弱,以虚为主;脾主运化,主肌肉,食少、体瘦可知是脾虚;呕吐,可知胃气不降而升,故常出现头痛;加之苔黄腻,可知此胃气不降为痰食阻滞。故用四君子为主健脾祛湿,合泻黄散祛湿清热升清,脾胃升降和谐,功能正常,故症状全消。后期脾胃功能恢复,故用资生汤加减治疗,双补阴阳,消积运脾。

病案二

闫某,男,9岁。因"鼻塞,流涕"于9月24日前来就诊。

现病史:眼分泌物较多,大便发酸,舌嫩,脉弦滑减。

辨证：食积气滞化火。

方药：小柴胡汤加减。柴胡 12 g、黄芩 10 g、清半夏 10 g、麸炒六神曲 15 g、炒鸡内金 15 g、党参 12 g、焦山楂 12 g。7 剂，水煎服，日 1 剂，早晚分服。

服药 14 天后大便正常，舌可，苔略腻，脉弦滑。原方去党参、焦山楂，加白芍 8 g、炙甘草 6 g。服药 7 天，继服巩固。

［按语］ 鼻塞、流涕、脉弦，提示气郁不通；大便发酸，眼分泌物多，脉滑，提示食积郁滞；脉减，兼有气虚。故以小柴胡汤加减治疗，方中柴胡疏肝解郁，外散邪气，清半夏、炒鸡内金、麸炒六神曲、焦山楂祛湿消食，党参补气，黄芩清热。

第八节　厌食

病案一

田某，男，7 岁。2023 年 7 月 11 日前来就诊。

现病史：素来形体偏瘦，不思饮食，食量少，身高 95 cm，偏矮，二便正常，脉弦细尺弱。

辨证：脾肾两虚。

治法：脾肾双补。

方药：贞元饮合四君子汤加减。熟地黄 10 g、当归 10 g、炙甘草 6 g、党参 10 g、白术 10 g、茯苓 10 g、山药 10 g、陈皮 10 g、炒鸡内金 10 g。

二诊(7 月 18 日)：食欲明显好转，脉滑减，舌苔稍腻。上方去熟地黄、山药，加生地黄 10 g、焦山楂 10 g、清半夏 10 g。

三诊(7 月 25 日)：食欲恢复正常。

［按语］ 患儿不思饮食，身体发育迟缓，脉弦细尺弱，考虑为脾肾两虚。方用贞元饮补肾，四君子汤补脾。脾为后天之本，肾为先天之本。先天、后天相互滋生，所以脾肾同补，患儿食欲恢复正常。

病案二

牛某,女,15岁。2021年9月8日前来就诊。

现病史:不思饮食,烦热夜甚,夜不能寐,夜梦多而杂,梦学校、动漫内容,说梦话,梦中常急迫,现高一,就读于县一中,住宿。休学后在家居住并无好转,喜独处,少友,脉数稍动,尺稍旺,舌暗苔白。

辨证:相火妄动,扰动心神。

治法:清泻相火,安神定志。

方药:青蒿鳖甲汤加减。生地黄20 g、牡丹皮10 g、赤芍12 g、黄柏10 g、青蒿20 g、鳖甲30 g、知母10 g。7剂,水煎服,日1剂,早晚分服。

患儿服药21日后前来复诊,饮食已有很大改善,睡眠已正常,做梦频次减少。嘱其停药。

[按语] 脉数稍动,尺稍旺,舌暗苔白提示有热。不思饮食,烦热夜甚,夜不能寐,提示热以扰心神。方用出自《温病条辨》里的青蒿鳖甲汤,可养阴透热,加赤芍、黄柏清热。辨证准确,效果显著,治疗21日,症状全消。

病案三

高某,男,9岁。2024年2月3日前来就诊。

现病史:大便黏,口角流红色黏液,体瘦,喜食指甲,不喜饮食,脉弦细减,舌红苔可。

辨证:肝胃不和。

治法:调和肝胃。

方药:桂枝汤加减。白芍24 g、桂枝12 g、生姜6 g、大枣10 g、鸡内金10 g、炒白术10 g、茯苓15 g。14剂,水煎服,日1剂,早晚分服。

患儿服药14日后前来复诊,大便黏已减轻,口角已不流红色黏液。脉象缓和,嘱其停药。

[按语] 脉弦细减,舌红苔可,大便黏,口角流红色黏液,不喜饮食,结合脉象可辨证为肝胃不和。治疗应以调和肝胃为主,方用《伤寒论》中桂枝汤主之,鸡内金、炒白术、茯苓补脾健胃。辨证准确,效果显著,治疗14日,症状全消。

第五章 中医儿科病例举隅

病案四

彭某,女,12岁。因"多梦、体瘦少食"于6月1日前来就诊。

现病史:多梦,体瘦少食,舌红苔少,脉细略数,关略滑。

辨证:阴虚火动扰心神。

治法:滋阴清热安神。

方药:益胃汤加减。生地黄15 g、玄参12 g、麦冬12 g、玉竹10 g、冰糖5块、桔梗6 g、党参10 g、鸡内金10 g。7剂,水煎服,日1剂,早晚分服。

二诊(6月12日):上述症状好转,舌胖大,脉细略数减。继续使用益胃汤加减,加牛蒡子12 g、山药10 g、人参6 g。7剂,水煎服,日1剂,早晚分服,7日后症状全消。

[按语] 世人多知消化不好是脾胃气虚,多用补气之品,从叶天士提出脾胃之阴以来,才知脾胃之阴不足,消化功能亦受影响。吴鞠通从叶天士医案里提炼出益胃汤来滋胃阴,促消化。此患儿舌红少苔,脉细数,体瘦,故用益胃汤治疗。

病案五

刘某,女,9岁。2023年9月7日前来就诊。

现病史:纳少,形体消瘦,大便偏干,饮食稍多则如厕,脉弦细数减,舌胖大。

辨证:气阴两虚。

治法:健脾和胃,养阴清热。

方药:资生汤合益胃汤加减。玄参10 g、玉竹10 g、生地黄10 g、麦冬10 g、南沙参10 g、山药10 g、党参10 g、白术10 g、炒鸡内金10 g、炒牛蒡子10 g。7剂,水煎服,日1剂,早晚分服。

二诊(9月14日):上方加减熬制成膏,服药1个月,早晚分服。连续服药3个月余,纳差正常,停药。

[按语] 患儿纳少,形体消瘦,大便偏干,脉弦细数减,舌胖大,辨证为脾气不足,胃阴亏虚。治疗选用资生汤合益胃汤加减,健脾消积,养阴益胃清热。

第九节 贫血

病案

谷某,女,11岁。2024年5月18日前来就诊。

现病史:晨起头晕,血压低,下肢如冰透而痛,厌食油腻,注意力不集中,月经提前,经血稀,运动后胸部满闷,舌淡苔滑,脉弦细无力。西医诊断为贫血。

辨证:气血两虚。

治法:益气养血。

方药:补中益气汤合贞元饮加减。黄芪12 g、白术10 g、陈皮3 g、升麻9 g、柴胡12 g、党参10 g、炙甘草6 g、当归15 g、熟地黄20 g。14剂,水煎服,日1剂,早晚分服。

患儿服药14日后前来复诊,自述月经已经好转,但依然头晕,且流涎,大便1周2~3次,脉弦濡减,寸弱,舌红苔腻。方予补中益气汤加枳实,再服药1周,1周后脉象缓和,嘱其停药。

[按语] 舌淡苔滑,脉弦细无力,提示气血两虚,治疗应益气养血,方用《脾胃论》补中益气汤合《景岳全书》贞元饮,辨证准确,效果显著,治疗21日,症状全消。

第十节 注意缺陷多动障碍

病案

王某,男,14岁。2023年7月23日前来就诊。

现病史:长期注意力不集中,习惯性清嗓子,不能自主控制眨眼,舌尖红苔厚腻,脉沉滑数。

辨证:痰热扰神。

治法:清热化痰宁心。

方药:黄连温胆汤加减。黄连10 g、枳实10 g、竹茹10 g、茯苓10 g、炙甘草6 g、清半夏10 g、生姜10、大枣10 g、防风7 g、钩藤10 g。

二诊(7月30日):症状明显改善,脉沉滑数,舌红苔黄腻。方予半夏厚朴汤加黄连10 g、枳实10 g、钩藤10 g(后下)、生地黄10 g、牡丹皮10 g。

三诊(8月5日):注意力集中,小动作基本消失,症减停药。

[按语]　患儿脉沉滑数,提示痰热扰神,导致注意力不能集中。不能控制眨眼,为风动之象,热盛动风。方用黄连温胆汤加钩藤。黄连温胆汤清热化痰,钩藤息风。药后诸症明显改善。

第十一节　抽动障碍

病案一

李某,男,5岁。2023年12月6日来诊。

现病史:眨眼,磨牙,舌淡胖,脉滑减稍数。

辨证:肝郁脾虚。

治法:疏肝健脾。

方药:小柴胡汤加减。柴胡12 g、清半夏12 g、党参10 g、炙甘草6 g、黄芩10 g、生姜6 g、大枣10 g、益智仁10 g、茯苓10 g。7剂,水煎服,日1剂,早晚分服。

二诊至三诊:小柴胡汤加减。症已除,嘱服完停药。

[按语]　脉减为虚证;舌淡胖,磨牙者,为谷气不能上荣。虚则喜实也,辨证为脾虚。肝气本可疏土以助消化,今肝气郁滞不能疏土,故不思饮食。治宜疏肝健脾,故此用小柴胡汤加减。

病案二

刘某,男,11岁。2022年9月21日前来就诊。

现病史:西医诊断为抽动障碍,服硫必利2个月余后自行停药。期间自服他药4月余,现频繁眨眼、抽鼻子,注意力不集中,脉弦数减尺旺,舌干。他院检查肌酐较高(60 μmol/L)。

辨证:阴虚火旺。

治法:滋阴清热。

方药:可保立苏汤加减。黄芪50 g、白术10 g、党参10 g、山萸肉30 g、白芍12 g、核桃1个(捣碎)、黄柏10 g、知母10 g、当归15 g、枸杞子10 g、补骨脂10 g、炙甘草10 g。7剂,水煎服,日1剂,早晚分服。

二诊(10月5日):脉弦数减尺旺,舌红。方予三甲复脉汤加减。炙甘草18 g、生地黄20 g、麦冬10 g、白芍12 g、火麻仁10 g、牡蛎18 g(先煎)、鳖甲18 g(先煎)、龟甲18 g(先煎)、熟地黄20 g。7剂,水煎服,日1剂,早晚分服。

服药3月余,症大减,嘱停药。

[按语] 脉减为虚。脉弦细数,西医诊断为抽动障碍,眨眼睛,抽鼻子,皆为阴虚阳亢之象;尺旺者,肾藏元气,又称雷火,阴虚不固肾阳,则肾火外越。故以滋阴益气为要,固肾涩精为辅,以潜外越之火。

病案三

石某,女,6岁。2023年6月2日来诊。

现病史:眨眼,小动作多,清嗓子,话多,上火则咽中有痰难出,舌红有点刺苔白,脉弦滑数。西医诊断为抽动障碍。

辨证:痰热生风。

治法:清热化痰息风。

方药:黄连温胆汤加减。半夏12 g、厚朴10 g、紫苏叶10 g、茯苓20 g、生姜6 g、陈皮10 g、炙甘草6 g、枳实10 g、牡蛎30 g(先煎)、黄芩10 g。水煎服,日1剂,早晚分服。

此方加减服用3个月,症大减,停药。

[按语] 患儿上火则咽中有痰难出;脉弦滑数,舌红有点刺,辨为痰热;

眨眼,小动作多,清嗓子,话多,为风动之象。故选用黄连温胆汤清热化痰,再加牡蛎平肝潜阳息风。

第十二节　尿频

病案

王某,女,14岁。因"小便频数"于2023年7月22日前来就诊。

现病史:面色不华,形体消瘦,小便频数,舌质淡,苔薄白,脉沉弱。

辨证:气虚。

治法:益气升阳。

方药:补中益气汤加减。黄芪10 g、党参10 g、白术10 g、当归10 g、柴胡9 g、升麻9 g、甘草6 g、白茅根10 g、炒麦芽12 g。14剂,水煎服,日1剂,早晚分服。

患儿服药半个月后前来复诊,小便已不频数,症状减轻,脉象和缓,嘱其停药。

[按语]　脉沉弱,舌质淡苔薄白,面色不华,形体消瘦,小便频数,综上提示为气虚,方选补中益气汤加减进行治疗。补中益气汤的主要作用是补气,而白茅根的作用是清热生津、利尿通淋,炒麦芽的作用是行气、理气。辨证准确,效果显著,治疗半个月,症状全消。

第十三节　遗尿

病案

侯某,男,5岁。2023年6月20日来诊。

现病史:夜间遗尿,易上火,有痰,流涕,口干,睡前大量饮水,舌淡胖苔白,脉滑数减。

辨证:脾肾两虚有热。

治法:健脾补肾清热。

方药:小柴胡汤加减。柴胡12 g、清半夏12 g、党参10 g、炙甘草6 g、黄芩10 g、生姜6 g、大枣10 g、益智仁15 g、炒苍耳子10 g、山药15 g。7剂,水煎服,日1剂,早晚分服。

6月28日回访症状消失。嘱其停药,并清淡饮食。

[按语] 脉减定为虚证;舌淡胖苔白,有痰,脉滑,此为脾虚痰生;夜间遗尿,此为肾虚不固,病位在脾肾;易上火,口干,睡前大量饮水,脉数,皆为虚火内生;流涕者兼有外感。此证以脾肾两虚为主,兼夹虚火和外感,故拟小柴胡汤加固精缩尿和发散风寒之品。

第十四节　尿浊

病案

和某,男,10岁。2015年患"肾病综合征",后临床检查已正常。2022年6月7日前来就诊。

现病史:劳累后尿液泡沫多,每天半夜醒、胆怯、盗汗,骨龄提前8～9个月,晨起眼睑浮肿,舌淡苔白滑,脉弦细数减。

辨证:肾阴虚。

治法:滋阴补肾。

方药:资生汤加减。玄参10 g、山药15 g、炒鸡内金6 g、生地黄10 g、牛蒡子10 g、白术10 g、炒山楂10 g。14剂,水煎服,日1剂,早晚分服。

患儿服药1月余前来复诊,症状明显减轻,其余症状皆无,脉象缓和,嘱其停药。

[按语] 肾主骨生髓。脉弦细数减,舌淡苔白滑,小便不利,晨起眼睑浮肿,骨龄提前8～9个月,盗汗,提示肾阴虚。治疗应以滋阴补肾为主,方选

资生汤加减。资生汤补肾,生地黄滋阴。辨证准确,效果显著,治疗 1 个月余,症状全消。

第十五节　皮疹

病案一

郄某,男,10 岁。于 1 月 29 日前来就诊。

现病史:皮肤红疹,瘙痒,脉弦弱略滑。

辨证:气郁夹湿夹热。

治法:补气散郁,祛湿清热。

方药:小柴胡汤加减。柴胡 15 g、清半夏 10 g、黄芩 12 g、升麻 20 g、党参 15 g、大枣 10 g、生姜 10 g、甘草 10 g、葛根 20 g。7 剂,水煎服,日 1 剂,早晚分服。

二诊(2 月 13 日):红疹消退,仍有瘙痒,舌略红,根略厚,脉弦数弱。予以原方加减,去生姜,服药 7 日后停药。

[按语]　观古人医论,疹多从肺、胃、气、血考虑,乃郁热或夹痰,或夹湿。此患儿脉弱,气虚为主,又夹弦滑,郁滞夹湿,疹痒而红,局部夹热,故应补气散郁、祛湿清热,以小柴胡汤加减治疗。党参、大枣、甘草益气,柴胡疏肝行气,升麻、葛根散郁,清半夏燥湿,黄芩清热,共奏其功。

病案二

陈某,女,3 岁。因"皮肤瘙痒、久痒难愈"于 2022 年 11 月 25 日前来就诊。

现病史:皮肤瘙痒难忍,手抓之,头痒仍手抓,鼻塞,舌红苔黄,脉弦细数减。

辨证:血虚生风。

治法:养血祛风。

方药:荆防四物汤加减。荆芥 10 g、防风 10 g、生地黄 20 g、熟地黄 20 g、当归 15 g、白芍 12 g、川芎 9 g、黄芪 12 g。7 剂,水煎服,日 1 剂,早晚分服。

患儿服药月余前来复诊,自述皮肤瘙痒有所减轻,手搔抓减少,面痒减轻,其余症状几无,脉象缓和,嘱其停药。

[按语] 脉弦细减,舌红苔黄,提示血虚生风,导致皮肤瘙痒。瘙痒久治不愈,是因诊治思路为透疹止痒祛风。但止痒只治其标,不治其本,所以久治不愈。治应养血祛风,方选四物汤,其中荆芥、防风祛风止痒。辨证准确,效果显著,治疗月余,症状全消。

第十六节　发　热

一、外感风热

病案一

王某,男,9 岁。因"发热、咳嗽"于 2023 年 6 月 5 日前来就诊。

现病史:发热,头痛,咽喉疼痛,咳嗽,口干口苦,舌红苔薄黄,脉浮数。

辨证:外感风热。

治法:辛凉解表,清热解毒。

方药:银翘散加减。金银花 12 g、连翘 15 g、竹叶 10 g、荆芥 10 g、牛蒡子 10 g、淡豆豉 10 g、薄荷 10 g、生甘草 6 g、桔梗 10 g、芦根 10 g。7 剂,水煎服,日 1 剂,早晚分服。

患儿服药 7 日前来复诊,自述已不发热,咳嗽明显减轻,其余症状皆无,脉象缓和,嘱其停药。

[按语] 脉浮数,舌红苔薄黄提示外感风热,外感风热会导致发热,头痛,咽喉疼痛,咳嗽,口干口苦。方选银翘散,方中金银花、连翘具有清热解毒的功效,牛蒡子、淡豆豉、薄荷具有发散风热的功效。辨证准确,效果显著,治疗 7 日,症状全消,嘱其停药,少食肉蛋奶。

病案二

李某,女,4岁。2023年12月13日前来就诊。

现病史:发热,咳嗽,鼻塞,舌红苔黄,脉弦数。

辨证:风热袭肺。

治法:疏散风热,清肺化痰。

方药:银翘散加减。金银花15 g、连翘10 g、竹叶10 g、荆芥10 g、炒牛蒡子10 g、淡豆豉10 g、薄荷6 g、甘草6 g、桔梗10 g、黄芩10 g。10剂,水煎服。

服药10天后痊愈,嘱其停药。

[按语] 患儿发热,咳嗽,鼻塞,脉弦数,舌红苔黄,辨证为风热袭肺。该患儿症状以发热、咳嗽、鼻塞为主,邪在上焦肺。叶天士《温热论》中说"温邪上受,首先犯肺""邪尚在肺,肺主气,其合皮毛,故云在表"。银翘散治疗外感温病初起,因此选用。加入黄芩进一步清上焦肺热。

二、邪郁少阳

病案一

郭某,女,4岁。2024年1月21日前来就诊。

现病史:咳嗽有痰,大便干,鼻塞,发热2天,舌可,脉滑数。

辨证:少阳郁热。

治法:清解郁热。

方药:小柴胡汤加减。玄参10 g、麦冬10 g、柴胡10 g、半夏10 g、党参6 g、白芷10 g、辛夷10 g、炙甘草6 g、黄芩10 g、生姜10 g、大枣10 g、茯苓10 g。

二诊症状大减,继续小柴胡汤加减再服药1周后停药。

[按语] 脉滑数诊断为郁火,郁热阻肺,导致咳嗽有痰、发热;热煎灼津液,导致大便干。用小柴胡汤加减。《伤寒论》中小柴胡汤病机是血弱气尽,邪气因入,一半邪实一半正虚,方中黄芩、半夏清热祛湿,在此基础上,加茯苓增加祛湿之功,加玄参、麦冬养阴增液,加白芷、辛夷通鼻窍。二诊症状减轻,继服小柴胡汤加减,症状消失。医嘱饮食清淡。

病案二

王某,女,5岁。2024年1月29日前来就诊。

现病史:发热,体温37.4℃,咳嗽有痰,痰白,咽痛,扁桃体红,便秘,伴腹胀,舌可苔厚腻,脉滑数减。

辨证:少阳郁热。

治法:化痰消积退热。

方药:小柴胡汤加减+山楂丸。柴胡12 g、半夏10 g、党参10 g、炙甘草6 g、黄芩9 g、生姜10 g、大枣10 g、浙贝母10 g、桔梗10 g、瓜蒌10 g。7剂,水煎服。加山楂丸4颗。

3日后复诊,症状减轻。此方服完,症状消失,停药。

[按语] 脉滑数减,辨证为郁热。舌苔腻,提示有积食;积滞郁而发热,导致发热咳嗽,便秘咽痛;脉减,提示气虚。方选用《伤寒论》中小柴胡汤加减,方中黄芩、半夏清热祛湿,生姜、大枣、炙甘草、党参补益气血,加浙贝母、桔梗清热化痰,辅以山楂丸4颗消积。辨证准确,3日后症状减轻,医嘱饮食宜清淡。

三、胃肠积热

病案一

董某,女,6岁。因"发热"于2024年5月25日前来就诊。

现病史:发热,咳嗽,头晕,腹痛,不喜食,口干口苦,舌红苔黄,脉弦数。

辨证:食积发热。

治法:消食清热。

方药:小柴胡汤加减。柴胡12 g、清半夏10 g、黄芩10 g、生姜10 g、大枣10 g、炙甘草6 g、党参10 g、炒鸡内金10 g、蜜枇杷叶10 g。7剂,水煎服,日1剂,早晚分服。

服药7天后复诊,其家长述:已无发热、咳嗽、不喜食症状,腹痛减轻。脉象缓和,嘱其停药。

[按语] 脉弦数滑、舌红苔黄,提示发热;腹痛、不喜食,提示食积,辨证

为食积发热,治疗应消食清热。方用《伤寒杂病论》小柴胡汤加减,其中炒鸡内金消食健脾,蜜枇杷叶治疗咳嗽。辨证准确,效果显著,服药7日,症状全消。

病案二

李某,男,8岁。因"生日聚餐,饮食无节制,反复发热"遂来就诊。

现病史:发热3天,体温最高38.2 ℃,不思饮食,腹痛,4日未排便,舌红苔厚腻,脉数。

辨证:食积发热。

治法:消积导滞。

方药:保和汤加减。神曲10 g、山楂10 g、茯苓10 g、连翘10 g、莱菔子15 g、陈皮10 g、大黄6 g。

服药7天后痊愈,嘱其停药,饮食宜清淡,忌辛凉油腻。

[按语] 该患儿饮食无节制,进食油腻、甜品后发热,即伤食;现发热,不思饮食,腹痛,脉数,均为积滞之证。方用保和汤加减,积滞去则症状除。治疗积滞,临床有时亦会配合四缝点刺放血,或者服用医院自制山楂丸。饮食宜清淡。

四、气虚发热

病案一

张某,女,16岁。2024年3月19日前来就诊。

现病史:发热,体温38.5 ℃,下午头胀,舌可,脉弦滑减。

辨证:气虚发热。

治法:甘温除热。

方药:补中益气汤加减。黄芪15 g、白术10 g、陈皮10 g、升麻10 g、柴胡12 g、炙甘草6 g、党参10 g、当归10 g、丹参10 g、芦根15 g、淡竹叶10 g、茯苓10 g。

二诊:症状大减,继续补中益气汤加减1周后症状消失,停药。

[按语] 脉弦减,辨证为气虚,气虚亦可导致发热。气虚发热需要补益。方用李东垣的补中益气汤。补中益气汤甘温除热。一般认为气虚会导

致发热,但多是低热,但此病例38.5 ℃提示气虚发热也会有高热,不能以发热的温度数来判断是虚热还是实热。要结合脉证来辨证分析。辨证准确,效果显著。

病案二

任某,男,12岁。因"反复发热"于2023年9月15日前来就诊。

现病史:发热,胆小,头痛,易惊,汗多,寐差,面瘫,便溏,胃痛,舌尖边红苔黄腻,脉弦滑数减。

辨证:气虚发热。

治法:益气固表,佐以清透。

方药:补中益气汤加减。黄芪12 g、白术10 g、陈皮6 g、升麻9 g、柴胡9 g、党参10 g、炙甘草6 g、当归15 g、僵蚕12 g、蝉蜕10 g、连翘15 g。14剂,水煎服,日1剂,早晚分服。

服药14日前来复诊,自述发热减轻,症状有所好转。脉象缓和,嘱其停药。

[按语] 脉弦滑数减,舌尖边红苔黄腻,提示气虚发热,导致发热,胆小,头痛,汗多,寐差,面瘫。治疗应益气固表,佐以清透。方选补中益气汤加减进行治疗,方中僵蚕有息风止痉、祛风止痛的功效,蝉蜕、连翘有发散风热的功效。辨证准确,效果显著,治疗14日,症状全消,嘱其停药,少食肉、蛋、奶类食物。

五、阴虚发热

病案

刘某,女,1岁7个月。于2022年10月28日前来就诊。

现病史:发热3天余,因"肺炎"住院治疗40余天,偶咳,脉弦细数。

辨证:阴虚发热。

治法:滋阴清热。

方药:资生汤加减。玉竹10 g、生地黄15 g、麦冬10 g、淡豆豉10 g、金银花10 g(后下)、连翘10 g(后下)、黄芩10 g、炒牛蒡子10 g、山药10 g、玄参10 g。4剂,水煎服,日1剂,早晚分服。加小儿推拿3天。

11月3日复诊已无发热。

[按语] 脉减为虚,脉细数,干咳,舌红,辨证为阴虚。发热、干咳,为肺阴受损,故用资生汤清热养阴。

六、肺脾两虚

病案

冯某,男,3岁。2月龄时因发热,医院检查为"免疫缺陷病"。5月龄时进行移植手术。2022年11月基本停用免疫移植抑制剂,2023年5月时开始反复发热,因在医院治疗无果,于2024年1月9日前来就诊。

现病史:持续发热而喘,舌淡胖苔滑,脉细数减。

辨证:肺脾两虚。

治法:补脾健胃,润肺止咳。

方药:资生汤加减。白术10 g、山药15 g、鸡内金10 g、玄参10 g、生地黄10 g、黄芪12 g、牛蒡子10 g、玉竹10 g。14剂,水煎服,日1剂,早晚分服。

服药半个月前来复诊,发热减轻,已不喘,脉细减,舌淡胖苔白滑,纳差食少,遂后在此方基础上加减继续治疗。

[按语] 脉细数减,舌淡胖苔滑,且喘,提示肺脾两虚。反复发热久治不愈,应补脾健胃,润肺止咳。方用资生汤加减。方中生地黄清热滋阴,玉竹养阴,黄芪升阳补气。辨证准确,效果显著,治疗半个月,症状已明显减轻,所以之后以此方为基础继续治疗,并嘱其少食肉、蛋、奶类食物。

第十七节　头痛

病案

王某,女,12岁。2024年5月14日前来就诊。

现病史:头痛,伴胃痛,恶心,口苦,大便干,舌可,脉弦滑数减。

辨证：少阳郁热。

治法：清解郁热，行气止痛。

方药：小柴胡汤加减。柴胡 12 g、半夏 10 g、党参 10 g、炙甘草 6 g、麸炒白术 10 g、木香 6 g、黄芩 10 g、生姜 10 g、大枣 10 g。7 剂，水煎服。

3 日之后复诊，症状减轻，此方服完症状消失，停药。

[按语] 脉弦滑数减，提示少阳郁热兼正气亏虚。少阳郁热上攻清窍，导致头痛；郁热可引起胃气上逆，导致恶心；热郁于胃，导致胃痛；煎灼津液，导致大便干。方用《伤寒杂病论》小柴胡汤加白术、木香。方中黄芩、半夏清热去湿，柴胡疏通气机，生姜、大枣、党参、炙甘草补虚，加白术增加健脾之功效，木香行气止痛。辨证准确，用药 3 天症状减轻。

第十八节　变应性鼻炎

病案

赵某，女，6 岁。2024 年 6 月 9 日前来就诊。

现病史：打喷嚏，流鼻涕，鼻塞，眼痒，眼睛红肿，大便干，舌红苔少，脉细数。

辨证：阴虚兼少阳郁热。

治法：滋阴除热。

方药：增液汤合小柴胡汤加减。玄参 10 g、地黄 10 g、柴胡 12 g、半夏 10 g、黄芩 9 g、党参 10 g、炙甘草 6 g、生姜 10 g、茯苓 10 g、山药 10 g、炒鸡内金 10 g、蝉蜕 3 g、桔梗 10 g、焦山楂 10 g，上药制成膏剂。

此方加减服用 3 个月余，症状大减。

[按语] 打喷嚏，流鼻涕，眼睛干痒，为变应性鼻炎（又称过敏性鼻炎）、变应性结膜炎的临床表现；大便干，提示阴液亏虚；脉细数、舌红少苔，辨证为阴虚有热。变应性鼻炎在急性发作期，治疗可选用针灸配合中药。单纯针灸只能治其标，还需膏剂以调节患儿体质。免疫系统恢复正常，则变应性鼻炎不易反复。方选增液汤合小柴胡汤加减。剂型选用膏剂是因其口感相

对较好,儿童能够坚持服用。

第十九节 虚劳

病案一

王某,男,12岁。因"自觉乏力"于2023年9月4前来就诊。

现病史:身疲乏力,少气懒言,不喜食,腰部酸软,舌淡苔白,脉弦滑减。

辨证:脾肾两虚。

治法:益气补肾。

方药:可保立苏汤加减。盐补骨脂15 g、白术10 g、当归10 g、白芍10 g、黄芪10 g、炙甘草6 g、山萸肉10 g、枸杞子10 g。

14剂,水煎服,日1剂,早晚分服。

患儿服药半个月后前来复诊,症状有所好转,脉弦滑减,嘱停药观察。

[按语] 脉弦滑减,舌淡苔白,身疲乏力,少气懒言,不喜食,腰部酸软,提示脾肾两亏,治疗应益气补肾,方用《医林改错》可保立苏汤,补肾兼补脾,以先天之本滋养后天之本。辨证准确,效果显著,治疗半个月,症状全消。

病案二

王某,男,12岁。2024年1月25日前来就诊。

现病史:神疲乏力,口干喜饮,小便可,大便可,1天1~2次,无其他不适,舌红苔根黄腻,脉沉滑数减,按之寸沉尺旺。

辨证:气虚,相火旺。

治法:益气,清泻相火。

方药:补中益气汤加清泻相火之品。黄芪12 g、白术10 g、陈皮10 g、升麻90 g、柴胡12 g、党参10 g、炙甘草6 g、当归15 g、知母10 g、醋鳖甲30 g、熟地黄20 g、黄柏10 g。14剂,水煎服,日1剂,早晚分服。

患儿服药 14 日后前来复诊,服药后身无力好转,已不口干。脉象缓和,嘱其停药。

[按语] 脉减、寸脉沉提示气虚,脉数、舌红苔黄提示相火旺,方用《脾胃论》中补中益气汤加清泻相火之品,补中益气汤可治疗气虚,知母、黄柏可以泻火,醋鳖甲、熟地黄可以滋阴。辨证准确,效果显著,治疗 14 日,症状全消。

第六章
中医儿科古代经典名方

为推动来源于古代经典名方的中药复方制剂研发,发挥中医药治疗儿科疾病的优势,国家中医药管理局会同国家药品监督管理局于2022年9月14日和2023年5月5日先后制定发布了《古代经典名方目录(第二批儿科部分)》和《古代经典名方关键信息表("异功散"等儿科7首方剂)》。此前,国家中医药管理局于2018年4月13日发布了《古代经典名方目录(第一批)》,其中泻白散、甘露饮、当归六黄汤三个古代经典名方,亦有适用中医儿科用药内容。本章主要根据上述国家中医药管理局发布的古代经典名方目录及关键信息表相关内容进行整理。由于剂型和煎煮法不同,名方中各药折算剂量与备注中的日服量可能存在差异(由小数点进位导致),建议以备注中各药的日服量折算结果进行研发。

第一节 异功散

【出处】

《小儿药证直诀》(宋·钱乙):"温中和气。治吐泻,不思乳食。凡小儿虚冷病,先与数服,以助其气。"

【处方】

人参(切去顶)、茯苓(去皮)、白术、陈皮(剉)、甘草各等分。

【药物基原、用药部分、炮制规格、折算剂量】

1. 人参

五加科植物人参 Panax ginseng C. A. Mey. 的干燥根,生品,1.65 g。

2. 茯苓

多孔菌科真菌茯苓 Poria cocos (Schw.) Wolf 的干燥菌核,生品,1.65 g。

3. 白术

菊科植物白术 Atractylodes macrocephala Koidz. 的干燥根茎,生品,1.65 g。

4. 陈皮

芸香科植物橘 Citrus reticulata Blanco 及其栽培变种的干燥成熟果皮,生品,1.65 g。

5. 甘草

豆科植物甘草 Glycyrrhiza uralensis Fisch. 的干燥根和根茎,生品,1.65 g。

6. 生姜

姜科植物姜 Zingiber officinale Rosc. 的新鲜根茎,鲜品,5.00 g。

7. 大枣

鼠李科植物枣 Ziziphus jujuba Mill. 的干燥成熟果实,生品,6.00 g。

【制法与剂型】

上为细末,每服二钱,水一盏,生姜五片,枣两个,同煎至七分,食前,温服,量多少与之。煮散。

【用法用量】

上药粉碎为细末,每服 8.26 g,加水 300 mL,生姜 5.00 g,大枣 6.00 g,同煎至 210 mL。饭前温服。可据不同年龄酌情加减用量。

【功效与主治】

1. 功效

健脾益气,行气和胃。

2. 主治

小儿脾胃气虚或兼气滞证。症见不思饮食,大便溏薄,胸脘痞闷不舒,或呕吐、泄泻、舌淡、苔薄、脉弱。

【备注】

本方组成中并未明确说明用量,结合方剂组成及每服量,按日服3次计算,则本方的日服总量为24.78 g。各药的日服量可折算如下:人参4.96 g、茯苓4.96 g、白术4.96 g、陈皮4.96 g、甘草4.96 g,另加生姜15.00 g、大枣18.00 g。本方未明确日服用次数,应结合安全性评价结果及临床用药实际确定日服总量,日服1~3次,遵医嘱使用。

第二节 泻黄散

【出处】

《小儿药证直诀》(宋·钱乙):"治脾热弄舌。"

【处方】

藿香叶七钱,山栀子仁一钱,石膏五钱,甘草三两,防风四两(去芦,切焙)。

【药物基原、用药部分、炮制规格、折算剂量】

1. 广藿香

唇形科植物广藿香 *Pogostemon cablin* (Blanco) Benth. 的干燥叶片,广藿香叶,28.91 g。

2. 栀子

茜草科植物栀子 *Gardenia jasminoides* Ellis 的干燥成熟果实,栀子仁,4.13 g。

3. 石膏

硫酸盐类矿物硬石膏族石膏,主含含水硫酸钙($CaSO_4 \cdot 2H_2O$),生品,20.65 g。

4. 甘草

豆科植物甘草 *Glycyrrhiza uralensis* Fisch. 的干燥根和根茎,生

品,123.90 g。

5. 防风

伞形科植物防风 *Saposhnikovia divaricata*(Turcz.) Schischk. 的干燥根,防风(焙),165.20 g。

6. 黄酒

参考国家标准 GB/T 13662－2018 传统型黄酒(以糯米 *Oryza sativa* var. *glutinosa* 为原料)。

7. 蜂蜜

蜜蜂科昆虫中华蜜蜂 Apis cerana Fabricius 所酿的蜜。

【制法与剂型】

上剉,同蜜酒微炒香,为细末,每服一钱至二钱,水一盏,煎至五分,温服清汁,无时。煮散。

【用法用量】

上药粉碎为粗粒,加蜜和酒微炒香,再粉碎为细末,每服6.20 g,加水300 mL,煎至150 mL。温服,可不定时服用。

【功效与主治】

1. 功效

泻脾胃伏火。

2. 主治

小儿脾胃伏火证。症见口疮口臭、烦渴易饥、口燥唇干、舌红脉数,以及脾热弄舌、吐舌等。

【备注】

(1)本方中山栀子注明药用部位为仁,建议参考《中华人民共和国药典》(简称《中国药典》)2020 年版益智、草果等药材表述,来源定为茜草科植物栀子 *Gardenia jasminoides* Ellis 的干燥成熟果实,炮制规格定为栀子仁,即除去杂质及外壳后入药。

(2)本方中防风注明"去芦,切焙"的操作,其目的为使药材质地酥脆,便于后续粉碎,因此建议尊重原方炮制方法,可参考地方标准如《安徽省中药炮制规范》2005 年版中的焙法进行炮制。

(3) 本方直接折算剂量并非每日服量,结合方剂组成及每服量,按日服 3 次计算,则本方的日服总量为 18.60 g。各药的日服量折算约如下:广藿香 1.57 g,栀子 0.22 g,石膏 1.12 g,甘草 6.72 g,防风 8.96 g。本方未明确日服用次数,应结合安全性评价结果及临床用药实际确定日服总量,日服 1~3 次,遵医嘱使用。

第三节 白术散

【出处】

《小儿药证直诀》(宋·钱乙):"治脾胃久虚,呕吐泄泻,频作不止,精液苦竭,烦渴躁,但欲饮水,乳食不进,羸瘦困劣,因而失治,变成惊痫,不论阴阳虚实,并宜服。"

【处方】

人参二钱五分,白茯苓五钱,白术五钱(炒),藿香叶五钱,木香二钱,甘草一钱,葛根五钱。

【药物基原、用药部分、炮制规格、折算剂量】

1. 人参

五加科植物人参 *Panax ginseng* C. A. Mey. 的干燥根和根茎,生品,10.33 g。

2. 茯苓

多孔菌科真菌茯苓 *Poria cocos* (Schw.) Wolf 的白色干燥菌核,生品,20.65 g。

3. 白术

菊科植物白术 *Atractylodes macrocephala* Koidz. 的干燥根茎,土炒白术,20.65 g。

4. 广藿香

唇形科植物广藿香 *Pogostemon cablin* (Blanco) Benth. 的干燥叶片,广藿

香叶,20.65 g。

5. 木香

菊科植物木香 *Aucklandia lappa* Decne. 的干燥根,生品,8.26 g。

6. 甘草

豆科植物甘草 *Glycyrrhiza uralensis* Fisch. 的干燥根和根茎,生品,4.13 g。

7. 葛根或粉葛

豆科植物野葛 *Pueraria lobata*（Willd.）Ohwi 或甘葛藤 *Pueraria thomsonii* Benth. 的干燥根,生品,20.65 g。

【制法与剂型】

上咬咀,每服三钱,水煎。煮散。

【用法用量】

上药粉碎成粗粒,每服12.39 g,水煎服。

【功效与主治】

1. 功效

健脾和胃,益气止泻。

2. 主治

小儿脾胃虚弱、津虚内热证。症见呕吐泄泻,频作不止,口渴烦躁,但欲饮水,乳食不进,体瘦虚弱,舌淡少津,苔薄,脉细弱。

【备注】

(1) 葛根历代本草多认为作粉更妙,明末以来有"葛根竭胃阴"之说,且本方治疗津液枯竭,因此推荐豆科植物野葛 *Pueraria lobata*（Willd.）Ohwi 粉性足者或甘葛藤 *Pueraria thomsonii* Benth. 的干燥根入药。

(2) 宋代白术多用土、米泔水、人乳等多种辅料进行炮制,对于脾虚则多用土炒。本方注明"炒",有鉴于此,建议采用土炒。建议参考《全国中药饮片炮制规范》1988年版土炒白术方法炮制。

(3) 本方直接折算剂量并非每日服量,结合方剂组成及每服量,按日服3次计算,则本方的日服总量为37.17 g。各药的日服量折算如下:人参3.64 g,茯苓7.29 g,白术7.29 g,广藿香7.29 g,木香2.92 g,甘草1.46 g,葛根或粉葛7.29 g。本方未明确日服用次数,应结合安全性评价结果及临床用药实际确定日服总量,日服1~3次,遵医嘱使用。

第四节　消乳丸

【出处】

《婴童百问》(明·鲁伯嗣):"治温中快膈止呕吐,消乳食,脉沉者,乃伤食不化故也。"

【处方】

香附一两(炒),甘草(炙)、陈皮各半两,缩砂仁、神曲(炒)、麦芽(炒)各一两。

【药物基原、用药部分、炮制规格、折算剂量】

1. 香附

莎草科植物莎草 *Cyperus rotundus* L. 的干燥根茎,炒香附,37.30 g。

2. 甘草

豆科植物甘草 *Glycyrrhiza uralensis* Fisch. 的干燥根和根茎,炒甘草,18.65 g。

3. 陈皮

芸香科植物橘 *Citrus reticulata* Blanco 及其栽培变种的干燥成熟果皮,生品,18.65 g。

4. 砂仁

姜科植物阳春砂 *Amomum villosum* Lour. 的干燥成熟果实,缩砂仁,37.30 g。

5. 六神曲

以苦杏仁、赤豆、麦粉、麸皮为基质,加入鲜苍耳草、鲜辣蓼、鲜青蒿的液汁拌制,经发酵后制得的干燥曲块,炒六神曲,37.30 g。

6. 麦芽

禾本科植物大麦 *Hordeum vulgare* L. 的成熟果实经发芽干燥的炮制加工

品,炒麦芽,37.30 g。

【制法与剂型】

上为末,泡雪糕丸如黍米大,7 岁以上绿豆大 30 丸,食后姜汤下。丸剂。

【用法用量】

见备注。

【功效与主治】

1. 功效

温中理脾,消食和胃。

2. 主治

小儿积滞证。症见呕吐乳食,脘胀腹痛,不欲吮乳,面黄身热,烦躁不宁,舌苔白厚,脉沉。

【备注】

(1)炒香附参考《中国药典》2020 年版清炒法进行炮制;炒甘草参考《中国药典》2020 年版清炒法("将甘草原药材除去杂质,洗净,润透,切厚片,炒至微黄,干燥")进行炮制;本方中缩砂仁注明药用部位为仁,建议参考《中国药典》2020 年版益智、草果等药材表述,来源定为姜科植物阳春砂 Amomum villosum Lour. 的干燥成熟果实,炮制规格定为缩砂仁,即除去杂质及外壳后入药;六神曲采用与古代加工工艺接近的《上海市中药饮片炮制规范》2018 年版打汁法制作,并参考《中国药典》2020 年版清炒法,炒制后入药;炒麦芽参照《中国药典》2020 年版相应炮制规格。

(2)该版本制剂方法较为复杂,可参照明代《保婴撮要》版本消乳丸制剂方法:"右为末,米糊丸如黍米大,每服二十丸,姜汤下",即将上药粉碎为细末,用米糊制成黍米大(直径约 2 mm)的小丸,每次 20 丸,姜汤送服。建议按香附∶甘草∶陈皮∶砂仁∶六神曲∶麦芽 = 2∶1∶1∶2∶2∶2 的比例,制成丸径约 2 mm 的丸,每服 20 丸。本方未明确日服用次数,应结合安全性评价结果及临床用药实际确定日服总量,日服 1~3 次遵医嘱使用。

第五节 苏葶丸

【出处】

《医宗金鉴》(清·吴谦)："小儿……若停饮喘急不得卧者,又当泻饮降逆,苏葶丸主之。"

【处方】

南苏子(炒)、苦葶苈子(微炒)各等分。

【药物基原、用药部分、炮制规格、折算剂量】

1. 紫苏子

唇形科植物紫苏 *Perilla frutescens* (L.) Britt. 的干燥成熟果实,炒紫苏子。

2. 葶苈子

十字花科植物独行菜 *Lepidium apetalum* Willd. 的干燥成熟种子,炒葶苈子。

3. 大枣

鼠李科植物枣 *Ziziphus jujuba* Mill. 的干燥成熟果实,生品。

【制法与剂型】

上为细末,蒸枣肉为丸,如麻子大。每服五丸至七丸,淡姜汤下。丸剂。

【用法用量】

上药粉碎为细末,蒸枣肉为丸,做成麻子大小的小丸。每服5~7丸,用淡姜汤送服。

【功效与主治】

1. 功效

泻肺降逆,利水化饮。

2. 主治

小儿饮停上焦证。症见喘满不得卧,面身水肿,小便不利,舌淡红,苔薄,脉沉。

【备注】

（1）炒紫苏子和炒葶苈子参照《中国药典》2020 年版相应炮制规格。

（2）本方组成中未明确具体药量,仅说明各药为等比例用量,建议按紫苏子：葶苈子＝1∶1 的比例,蒸枣肉制成丸径约 3 mm 的丸,每服 6 丸。本方未明确日服用次数,应结合安全性评价结果及临床用药实际确定日服总量,日服 1～3 次,遵医嘱使用。

第六节 人参五味子汤

【出处】

《幼幼集成》（清·陈复正）："治久嗽脾虚,中气怯弱,面白唇白。"

【处方】

官拣参一钱,漂白术五钱,白云苓一钱,北五味五分,杭麦冬一钱,炙甘草八分。

【药物基原、用药部分、炮制规格、折算剂量】

1. 人参

五加科植物人参 *Panax ginseng* C. A. Mey. 的干燥根和根茎,生品,3.73 g。

2. 白术

菊科植物白术 *Atractylodes macrocephala* Koidz. 的干燥根茎,漂白术,5.60 g。

3. 茯苓

多孔菌科真菌茯苓 *Poria cocos*（Schw.）Wolf 的白色干燥菌核,生品,3.73 g。

4. 五味子

木兰科植物五味子 *Schisandra chinensis*（Turcz.）Baill. 的干燥成熟果

实,生品,1.87 g。

5. 麦冬

百合科植物麦冬 *Ophiopogon japonicus*（L. f.）Ker-Gawl. 的干燥块根,生品,3.73 g。

6. 甘草

豆科植物甘草 *Glycyrrhiza uralensis* Fisch. 的干燥根和根茎,炒甘草,2.98 g。

7. 生姜

姜科植物姜 *Zingiber officinale* Rosc. 的新鲜根茎,鲜品,3.00 g。

8. 大枣

鼠李科植物枣 *Ziziphus jujuba* Mill. 的干燥成熟果实,生品,9.00 g。

【制法与剂型】

生姜三片,大枣三枚,水煎。汤剂。

【用法】

水煎,温服。

【功效与主治】

1. 功效

健脾补肺,益气止咳。

2. 主治

小儿脾肺气虚证。症见咳嗽日久不愈,少气,面白唇白,舌淡,苔薄白,脉细无力。

【备注】

(1) 鉴于《中国药典》2020年版人参项下来源根据生产方式不同分为园参和林下山参,两者性状、品质与安全性指标具有明显差异,加之本方注明"官拣参",且为儿科虚证处方,建议优先选用林下山参规格。鉴于当前麦冬不同产地生产方式有较大区别,浙江省栽培年限为3年,其性状、气味及内在成分均有差异,品质差异较大,本方注明"杭麦冬",建议选用《浙江省中药炮制规范》2015年版浙麦冬规格。

(2) 漂白术可参考《江西省中药饮片炮制规范》2008年版相应炮制规

格。炒甘草建议参考《中国药典》2020 年版中清炒法("将甘草原药材除去杂质,洗净,润透,切厚片,炒至微黄,干燥")进行炮制。

第七节 清宁散

【出处】

《幼幼集成》(清·陈复正):"治心肺有热而令咳嗽,宜从小便利出。"

【处方】

桑白皮(蜜炒),甜葶苈(微炒),赤茯苓(酒炒),车前子(炒),炙甘草减半。

【药物基原、用药部分、炮制规格、折算剂量】

1. 桑白皮

桑科植物桑 *Moru salba* L. 的干燥根皮,蜜桑白皮,0.42 g。

2. 葶苈子

十字花科植物播娘蒿 *Descurainia sophia* (L.) Webb. ex Prantl. 的干燥成熟种子,炒葶苈子,0.42 g。

3. 赤茯苓

多孔菌科真菌茯苓 *Poria cocos* (Schw.) Wolf. 呈淡棕色、淡红色的干燥菌核,酒炒赤茯苓,0.42 g。

4. 车前子

车前科植物车前 *Plantago asiatica* L. 的干燥成熟种子,炒车前子,0.42 g。

5. 甘草

豆科植物甘草 *Glycyrrhiza uralensis* Fisch. 的干燥根和根茎,炒甘草,0.21 g。

6. 生姜

姜科植物姜 *Zingiber officinale* Rosc. 的新鲜根茎,鲜品。

7. 大枣

鼠李科植物枣 *Ziziphus jujuba* Mill. 的干燥成熟果实,生品。

【制法与剂型】

上为细末,每服五分,生姜、大枣煎汤调服。散剂。

【用法用量】

上药粉碎为细末,每服 1.87 g。生姜、大枣煎汤调服。

【功效与主治】

1. 功效

清肺宁心,泻肺止咳。

2. 主治

小儿心肺郁热之咳嗽。症见咳嗽有声,面红、发热、心烦,或咽痛声哑,舌红少津,苔黄,脉滑数。

【备注】

(1) 桑白皮参照《中国药典》2020 年版蜜桑白皮规格;葶苈子参照《中国药典》2020 年版炒葶苈子规格;本方明确强调用"赤茯苓",因此建议用茯苓性状呈淡棕色、淡红色者。本方中茯苓注明炮制方法为"酒炒",可参考《中国药典》2020 年版酒炙法进行炮制;车前子参考《中国药典》2020 年版清炒法,炒制后入药;炒甘草建议参考《中国药典》2020 年版中清炒法("将甘草原药材除去杂质,洗净,润透,切厚片,炒至微黄,干燥")进行炮制。

(2) 本方组成中并未明确说明用量,结合方剂组成及每服量,按日服 3 次计算,则本方的日服总量约为 5.61 g,各药的日服量折算如下:桑白皮 1.25 g,葶苈子 1.25 g,赤茯苓 1.25 g,车前子 1.25 g,甘草 0.62 g。本方未明确日服用次数,应结合安全性评价结果及临床用药实际确定日服总量,日服 1~3 次遵医嘱使用。

第八节　泻白散

【出处】

《小儿药证直诀》(宋·钱乙):"治小儿肺盛,气急喘嗽。"

【处方】

地骨皮(洗去土,焙)、桑白皮(细锉炒黄)各一两,甘草(炙)一钱。

【药物基原、用药部分、炮制规格、折算剂量】

1. 地骨皮

茄科植物枸杞 *Lycium chinense* Mill. 的干燥根皮,地骨皮(焙),41.30 g。

2. 桑白皮

桑科植物桑 *Morus alba* L. 的干燥根皮,炒桑白皮,41.30 g。

3. 甘草

豆科植物甘草 *Glycyrrhiza uralensis* Fisch. 的干燥根和根茎,炒甘草,4.13 g。

4. 粳米

禾本科植物粳稻 *Oryza sativa* L. subsp. *japonica* Kato 的干燥成熟种仁,生品。

【制法与剂型】

上㕮咀散,入粳米一撮,水二小盏,煎七分,食前服。煮散。

【用法用量】

上药粉碎成粗粒,每次取 6.20 g,加粳米 2 g,以水 300 mL,煎取 180 mL。饭后温服。

【功效与主治】

1. 功效

清泻肺热,止咳平喘。

2. 主治

小儿肺热咳喘证。症见气喘咳嗽,皮肤蒸热,日晡尤甚,舌红苔黄,脉细数。

【备注】

(1)泻白散在《古代经典名方目录(第一批)》中的原出处《小儿药证直诀》版本中无每服量,故无法确定实际使用剂量。根据《小儿药证直诀》"四库纂修武英殿本"版本记载"为细末,每服一二钱,水一中盏,入粳米百粒,同煎至六分,食后温服"确定以上剂量和煎服法。每服量取"一二钱"的中间值,即6.20 g。

本方直接折算剂量并非每日服量,结合方剂组成及每服量,按日服 3 次计算,则本方的日服总量约为 18.60 g,各药的日服量折算如下:桑白皮 8.86 g,地骨皮 8.86 g,甘草 0.89 g。另加粳米 6.00 g。

(2)本方中地骨皮除杂处理后注明"焙"的操作,其目的为使药材质地酥脆,便于后续粉碎,因此建议尊重原方炮制方法,可参考地方标准如《安徽省中药炮制规范》2005 年版中的焙法。炒甘草建议参考《中国药典》2020 年版清炒法("将甘草原药材除去杂质,洗净,润透,切厚片,炒至微黄")进行炮制。

第九节　甘露饮

【出处】

《太平惠民和剂局方》(宋·太平惠民和剂局):"治丈夫、妇人、小儿胃中客热,牙宣口气,齿龈肿烂,时出脓血,目睑垂重,常欲合闭;或频饥烦,不欲饮食,及赤目肿痛,不任凉药,口舌生疮,咽喉肿痛,疮疹已发、未发,皆可服之。又疗脾胃受湿,瘀热在里,或醉饱房劳,湿热相搏,致生疸病,身面皆黄,肢体微肿,胸满气短,大便不调,小便黄涩,或时身热,并皆治之。"

【处方】

枇杷叶(刷去毛)、干熟地黄(去土)、天门冬(去心,焙)、枳壳(去瓤,麸炒)、山茵陈(去梗)、生干地黄、麦门冬(去心,焙)、石斛(去芦)、甘草(炙)、黄芩。

【药物基原、用药部分、炮制规格、折算剂量】

1. 枇杷叶

蔷薇科植物枇杷 *Eriobotrya japonica* (Thunb.) Lindl. 的干燥叶,生品,0.83 g。

2. 熟地黄

玄参科植物地黄 *Rehmannia glutinosa* Libosch. 的干燥块根的炮制加工品,熟地黄(蒸法),0.83 g。

3. 天冬

百合科植物天冬 *Asparagus cochinchinensis* (Lour.) Merr. 的干燥块根,天冬(焙),0.83 g。

4. 枳壳

芸香科植物酸橙 *Citrus aurantium* L. 及其栽培变种的干燥未成熟果实,麸炒枳壳,0.83 g。

5. 茵陈

菊科植物滨蒿 *Artemisia scoparia* Waldst. et Kit. 或茵陈蒿 *Artemisia capillaris* Thunb. 的干燥地上部分,生品,0.83 g。

6. 地黄

玄参科植物地黄 *Rehmannia glutinosa* Libosch. 的干燥块根,生品,0.83 g。

7. 麦冬

百合科植物麦冬 *Ophiopogon japonicus* (L. f.) Ker-Gawl. 的干燥块根,麦冬(焙),0.83 g。

8. 石斛

兰科植物铁皮石斛 *Dendrobium officinale* Kimura et Migo 或霍山石斛 *Dendrobium huoshanensec* C. Z. Tang et S. J. Cheng 的干燥茎,生品,0.83 g。

9. 甘草

豆科植物甘草 *Glycyrrhiza uralensis* Fisch. 的干燥根和根茎,炒甘草,

0.83 g。

10. 黄芩

唇形科植物黄芩 Scutellaria baicalensis Georgi 的干燥根,生品,0.83 g。

【制法与剂型】

上等分,为末。每服二钱,水一盏,煎至七分,去滓温服,食后,临卧。小儿一服分两服,仍量岁数加减与之。煮散。

【用法用量】

上药粉碎为末,每服 8.26 g,以水 300 mL,煮取 210 mL,去药渣。饭后、睡前温服。小儿用量减半。

【功效与主治】

1. 功效

滋阴清热,利湿降气。

2. 主治

胃热阴虚,脾胃湿热证。症见牙宣口臭,口舌生疮,齿龈肿烂,甚则脓血;或赤目肿痛,咽喉肿痛,面肿,目睑垂重;或身面皆黄,肢体微肿,胸满气短,大便不调,小便黄涩;舌红或绛,苔黄腻或有裂纹,脉濡数或细数。

【备注】

(1) 本方直接折算剂量并非每日服量,结合方剂组成及每服量,按日服 3 次计算,则本方的日服总量约为 24.78 g,各药的日服量折算如下:枇杷叶 2.49 g,熟地黄 2.49 g,天冬 2.49 g,枳壳 2.49 g,茵陈 2.49 g,地黄 2.49 g,麦冬 2.49 g,石斛 2.49 g,炒甘草 2.49 g,黄芩 2.49 g。儿童用量减半。

(2) 炙甘草建议参考《中国药典》2020 年版清炒法(将甘草原药材除去杂质,洗净,润透,切厚片,趁湿清炒,炒至微黄,干燥)进行炮制。

(3) 麦冬传统去心,为历代所沿用,延续至今,如《中药典》1963 年版麦冬炮制项内明确"润透后抽去心",自《中国药典》1977 年版起不再要求去心。当前麦冬不同产地生产方式有较大区别,不同栽培年限所致性状、气味及内在成分含量均有差异,品质差异较大,栽培年限过短者中柱细小,有鉴于此,建议参考《浙江省中药炮制规范》2015 年版所规定的浙麦冬饮片规格入药。

(4) 本方中天冬、麦冬注明"焙"的操作,其目的为使药材质地酥脆,便于后续粉碎,因此建议尊重原方炮制方法,可参考《安徽省中药炮制规范》的2005年版焙法进行炮制。

第十节　当归六黄汤

【出处】

《兰室秘藏》(金·李东垣):"治盗汗之圣药也。"

【处方】

当归、生地黄、熟地黄、黄柏、黄芩、黄连各等分,黄芪加一倍。

【药物基原、用药部分、炮制规格、折算剂量】

1. 当归

伞形科植物当归 *Angelica sinensis* (Oliv.) Diels 的干燥根,生品,2.58 g。

2. 地黄

玄参科植物地黄 *Rehmannia glutinosa* Libosch. 的干燥块根,生品,2.58 g。

3. 熟地黄

玄参科植物地黄 *Rehmannia glutinosa* Libosch. 的干燥块根的炮制加工品,熟地黄(蒸法),2.58 g。

4. 黄柏

芸香科植物黄皮树 *Phellodendron chinense* Schneid. 的干燥树皮,生品,2.58 g。

5. 黄芩

唇形科植物黄芩 *Scutellaria baicalensis* Georgi 的干燥根,生品,2.58 g。

6. 黄连

毛茛科植物黄连 *Coptis chinensis* Franch. 或三角叶黄连 *Coptis deltoidea* C. Y. Cheng et Hsiao 或云连 *Coptis teeta* Wall. 的干燥根茎,生品,2.58 g。

7. 黄芪

豆科植物蒙古黄芪 Astragalus membranaceus (Fisch.) Bge. var. mongholicus (Bge.) Hsiao 或膜荚黄芪 Astragalus membranaceus (Fisch.) Bge. 的干燥根,生品,5.16 g。

【制法与剂型】

上为粗末,每服五钱,水二盏,煎至一盏,食前服。小儿减半服之。煮散。

【用法用量】

上药粉碎为粗粒,每服 20.65 g,以水 600 mL,煮取 300 mL。饭前服用,小儿减半服用。

【功效与主治】

1. 功效

滋阴泻火,固表止汗。

2. 主治

盗汗阴虚火旺证。症见发热盗汗,面赤心烦,口干唇燥,大便干结,小便黄赤,舌红苔黄,脉数。

【备注】 本方直接折算剂量并非每日服量,结合方剂组成及每服量,按日服 3 次计算,则本方的日服总量约为 61.95 g,各药的日服量折算如下:当归、地黄、熟地黄、黄柏、黄芩、黄连各 7.74 g,黄芪 15.49 g。

参考文献

[1] 邢玉瑞,张喜德,孙理军,等.中医经典词典[M].北京:人民卫生出版社,2016.

[2] 汪受传.中医儿科学[M].北京:中国协和医科大学出版社,2017.

[3] 赵霞,李新民.中医儿科学[M].北京:中国中医药出版社,2021.

[4] 马融,韩新民.中医儿科学[M].北京:中国中医药出版社,2019.

[5] 汪受传,丁樱.中医儿科学[M].北京:中国中医药出版社,2021.

[6] 严世芸.中医各家学说[M].北京:中国中医药出版社,2003.

[7] 王洪图.黄帝内经研究大成[M].北京:北京出版社,1997.

[8] 汪受传.汪受传儿科求新[M].北京:中国中医药出版社,2020.

[9] 张仲景,王叔和.金匮要略方论[M].北京:人民卫生出版社,2012.

[10] 李中梓.医宗必读[M].北京:人民卫生出版社,2006.

[11] 王雪峰,王文丽.科学界定中医儿科学的内涵与外延[J].中医药学刊,2005,23(10):1747-1748.

[12] 汪受传.中医儿科学的特色优势及发展策略[J].中医儿科杂志,2010,6(1):1-4.

[13] 李士懋,田淑霄.李士懋田淑霄医学全集[M].北京:中国中医药出版社,2015.

[14] 郑庆海.中医儿科历史文献研究[D].哈尔滨:黑龙江中医药大学,2008.

[15] 李亚飞.中医小儿体质学说研究进展[J].中国中医药现代远程教育,2024,22(8):165-168.

[16]张介宾.景岳全书[M].上海:上海科学技术出版社,1959.

[17]王国强.基层中医药适宜技术手册[M].北京:国家中医药管理局,2015.

[18]熊磊,赵霞.儿科名家与学派荟萃[M].北京:中国中医药出版社,2023.

[19]马融.中医儿科学临床研究[M].2版.北京:人民卫生出版社,2018.

[20]李楠.中医儿科标准数据库建设研究[D].南京:南京中医药大学,2011.

[21]姜之炎,肖臻.中医儿科常见病证辨证思路与方法[M].北京:人民卫生出版社,2020.

[22]陈佳涛.纯阳理论与稚阳稚阴学说的源流发展及临床意义探讨[J].山东中医药杂志,2016,35(2):98-123.

[23]宋兴磊,刘应科,李天鑫,等.中医儿科临床优势病种遴选研究[J].世界中西医结合杂志,2024,19(6):1173-1176.

[24]赵艳.近35年中医儿科临床医学研究进展[J].中医儿科杂志,2016,12(1):68-72.

[25]刘应科,崔红,杨健,等.中医儿科优势病种认识与发展专家探讨[J].中国医药,2024,19(11):1601-1605.

[26]王钰玉,宁剑,夏英兰.中医儿科优势在患儿家长中的认知度与满意度调查[J].中医药管理杂志,2024,32(4):45-46.

[27]王丛礼,殷明.从《黄帝内经》谈中医儿科特色疗法应用[J].中国中医药现代远程教育,2023,21(6):97-100.

[28]崔庆科,李华,冯晓纯,等.负压吸痧法在科肺系疾病中的应用[J].中华中医药杂志,2021,36(1):541-543.

[29]刘应科,崔红,杨健,等.中医药治疗儿科领域临床优势病种的探讨[J].中国实验方剂学杂志,2024,30(15):224-231.